Imene BOUJELBENE

Agenesia sindrómica do corpo caloso

Imene BOUJELBENE

Agenesia sindrómica do corpo caloso

Estudo epidemiológico, clínico e genético

ScienciaScripts

Imprint

Cover image: www.ingimage.com

This book is a translation from the original published under ISBN 978-620-6-72371-4.

Publisher:
Sciencia Scripts
is a trademark of
Dodo Books Indian Ocean Ltd. and OmniScriptum S.R.L publishing group

120 High Road, East Finchley, London, N2 9ED, United Kingdom
Str. Armeneasca 28/1, office 1, Chisinau MD-2012, Republic of Moldova, Europe
Printed at: see last page
ISBN: 978-620-8-14539-2

PLANO

Introdução

INTRODUÇÃO

O corpo caloso (CC) é a principal comissura inter-hemisférica, compreendendo cerca de 2 a 3% de todas as fibras corticais [Anexo 1: Anatomia do corpo caloso]. (1). Transfere informações sensoriais, motoras e cognitivas entre os dois hemisférios cerebrais e desempenha um papel fundamental nas funções executivas, na interação social e na linguagem. (2).

A agenesia do corpo caloso (ACC) corresponde a uma ausência completa ou parcial da formação do CC. É a malformação cerebral mais comum em recém-nascidos (3,4). É diagnosticada principalmente por RMN cerebral, que também pode ser utilizada para identificar quaisquer malformações cerebrais associadas.

Em 51% dos casos, a CCA está associada a outras malformações (anomalias cerebrais ou extra-cerebrais). Estas formas sindrómicas têm frequentemente um prognóstico cognitivo desfavorável em comparação com as formas isoladas, em que 70% das crianças têm um desenvolvimento intelectual normal (1,5). Tanto os EAC isolados como os sindrómicos são altamente heterogéneos do ponto de vista genético, e fazem parte de síndromes conhecidas em cerca de um terço dos casos.

Os objectivos deste trabalho foram :

1) Determinar as caraterísticas clínicas e epidemiológicas de uma série de doentes com agenesia sindrómica do corpo caloso.

2) Sublinhar a importância do exame clínico na orientação etiológica da agenesia sindrómica do corpo caloso

Pacientes e métodos

DOENTES E MÉTODOS

1. TIPO DE ESTUDO

Realizámos um estudo retrospetivo, descritivo, num único centro, de uma coorte de doentes com agenesia do corpo caloso.

2. POPULAÇÃO ESTUDADA

2.1. Critérios de inclusão

Incluímos neste estudo todos os doentes com agenesia completa (ACCc) ou parcial (ACCp) do corpo caloso diagnosticada pós-natal por ressonância magnética cerebral.

2.2 Critérios de não-inclusão

Os critérios de não-inclusão no nosso estudo foram os seguintes

- ACC diagnosticado no período pré-natal, sem acompanhamento pós-natal.
- ACC diagnosticado apenas por uma ecografia cerebral.
- EAC considerado secundário a uma malformação principal (como os defeitos do tubo neural) ou a uma perturbação importante da diverticulação da vesícula cerebral (como a porencefalia).
- Presença de sinais de sofrimento fetal na ressonância magnética cerebral.
- Hipoplasia do corpo caloso: um corpo caloso mais fino, mas com uma extensão antero-posterior normal.

3. RECOLHA DE DADOS

3.1 Fontes de dados

Os dados foram recolhidos dos registos médicos manuscritos do Departamento de Doenças Congénitas e Hereditárias do Hospital Charles Nicolle em Tunes.

3.2. Dados recolhidos

Elaborámos um formulário para registar a história do doente, o exame físico e os exames especializados ou paraclínicos [Anexo 2]. Os dados recolhidos para cada um dos nossos doentes foram os seguintes

3.2.1. Identidade do doente

Anotámos o número do processo, o apelido, o nome próprio, o sexo e a idade na primeira e na última consulta.

3.2.2. História familiar

Registámos a consanguinidade, a origem geográfica dos pais, a história familiar de malformação do corpo caloso e/ou outros antecedentes neurológicos.

3.2.3. Controlo da gravidez e do parto

Especificámos a idade da mãe no momento da conceção, a evolução da gravidez, se tinha ou não tomado substâncias tóxicas ou medicamentos durante a gravidez, se havia ou não sinais pré-natais na ecografia e/ou na ressonância magnética fetal e se tinha ou não sido feita uma amniocentese.

Registámos também informações sobre o termo e a via de parto, bem como a biometria ao nascimento (presença ou ausência de microcefalia congénita ou atraso de crescimento intrauterino (RCIU)).

3.2.4. Dados clínicos

3.2.4.1. Dados anamnésticos

O serviço de referência e o motivo da consulta foram registados. Especificámos também a presença ou ausência de hipotonia neonatal, dificuldades de alimentação, atraso psicomotor (atraso motor, atraso de linguagem), deficiência intelectual (DI), epilepsia e/ou problemas de comportamento. Concluímos que a criança tinha um atraso no desenvolvimento psicomotor de acordo com os critérios do anexo 3. A presença ou ausência de uma DI e o seu grau foram-nos comunicados pelos serviços de referência.

3.2.4.2. Dados físicos e paraclínicos

Neste capítulo, apresentamos os pormenores do exame físico efectuado na primeira consulta. São anotadas as medidas (peso, altura e perímetro cefálico), as dismorfias faciais, as anomalias músculo-esqueléticas, as anomalias dermatológicas, as anomalias do exame neurológico, cardiopulmonar, abdominal e urogenital. Foram igualmente registados novos sinais revelados durante o acompanhamento ou através de exames complementares ou especializados.

- Crescimento: As medições basearam-se em curvas de crescimento para a idade e o sexo.

- Dismorfia facial: As caraterísticas dismórficas foram identificadas por um geneticista dismorfológico.

- Anomalias músculo-esqueléticas: presença ou ausência de anomalias dos membros ou de outras anomalias músculo-esqueléticas reveladas pelo exame e/ou pelas radiografias dos ossos.

- Anomalias dermatológicas: presença ou ausência de anomalias da pele ou dos anexos e anomalias dermatoglíficas.

- Anomalias neurológicas: Observámos anomalias do tónus, dos reflexos e do equilíbrio.

- Problemas de comportamento: observados durante as consultas e/ou confirmados por um exame especializado de pedopsiquiatria.

- Anomalias neurosensoriais: detectadas por exames oftalmológicos e otorrinolaringológicos especializados.

- Anomalias cardiovasculares: presença ou ausência de anomalias observadas na auscultação cardíaca e/ou na ecografia cardíaca.

- Anomalias digestivas: presença ou ausência de anomalias abdominais, como hérnia umbilical, onfalocele ou outras anomalias reveladas pelo exame ou pela imagiologia abdominal.

- Anomalias urogenitais: presença ou ausência de anomalias dos órgãos genitais externos ao exame clínico ou outras anomalias do sistema urinário ou dos órgãos genitais internos reveladas por ecografia abdomino-pélvica.

3.2.5. Dados de ressonância magnética do cérebro

Com base no relatório da ressonância magnética cerebral, conseguimos responder a estas três perguntas:

- A agenesia do corpo caloso é completa ou parcial? Para agenesia parcial, o segmento da agenesia também foi especificado.

- Existem sinais indirectos associados e/ou indicativos de agenesia do corpo caloso? Especificámos o(s) tipo(s) destes sinais indirectos.

- A agenesia do corpo caloso está isolada ou associada a outra(s) anomalia(s) cerebral(ais)? Especificámos o(s) tipo(s) dessa(s) anomalia(s).

3.2.6. Estudo genético

3.2.6.1. Estudo citogenético

Especificámos os resultados do cariótipo do líquido amniótico ou dos linfócitos sanguíneos dos nossos pacientes. Também registámos os resultados das técnicas de citogenética molecular (FISH (hibridação *in situ* fluorescente) ou ACPA (análise cromossómica em chips de ADN)) realizadas em alguns dos nossos pacientes.

3.2.6.2. Estudo molecular

Tomámos conhecimento das análises de biologia molecular específicas efectuadas em alguns dos nossos pacientes.

4. ORIENTAÇÃO PARA O DIAGNOSTICO

Todos os casos foram apresentados pelo menos uma vez para discussão do diagnóstico em reuniões de consulta do Departamento de Doenças Congénitas e Hereditárias do Hospital Charles Nicolle em Tunes.

Também efectuámos uma pesquisa no "Phenomizer-Orphanet" (http://compbio.charite.de/phenomizer/) para todos os ficheiros [Anexo 4: Exemplo de resultados da pesquisa no Phenomizer]. Esta é uma aplicação baseada na Web utilizada para orientar o diagnóstico clínico em genética humana com base numa pesquisa de semelhanças entre o fenótipo do doente e todas as síndromes conhecidas. As palavras-chave são introduzidas utilizando a nomenclatura HPO (*The Human Phenotype Ontology*). Verificámos a semelhança com os diagnósticos mencionados consultando as tabelas clínicas correspondentes nas seguintes bases de dados online:

- PubMed (www.ncbi.nlm.nih.gov/pubmed/)
- Orphanet: é um portal sobre doenças raras para o público em geral (www.orpha.net).
- OMIM (*Online Mendelian Inheritance in* Man®): é um catálogo de todas as doenças conhecidas de origem genética nos seres humanos, ligando-as aos genes apropriados (www.omim.org).

5. ANALISE ESTATISTICA

Os dados foram registados no Microsoft Office Excel 2016. A análise estatística dos dados foi efectuada utilizando o IBM SPSS Statistics (*Statistical Package for the Social Sciences*) versão 23 (versão gratuita).

Para as variáveis qualitativas, calculámos as frequências absolutas e as frequências relativas (percentagem). Para as variáveis quantitativas, foram calculadas as médias, medianas e desvios-padrão e determinados os valores extremos. As variáveis qualitativas foram analisadas através do teste do $\chi 2$ ou do teste exato de Fisher, consoante os números teóricos das tabelas cruzadas.

As comparações das variáveis quantitativas entre os grupos foram efectuadas utilizando o teste t de Student (quando a variável de interesse era gaussiana) ou um teste não paramétrico (teste de Mann-Whitney-Wilcoxon).

6. PESQUISA BIBLIOGRAFICA E BIBLIONET

A pesquisa bibliográfica foi efectuada utilizando os motores de busca PubMed e Google scholar. As palavras-chave utilizadas foram : *Agenesis of corpus callosum*, *Partial or complete*, *causes*, *intellectual disability*, *behaviour disorders*, *autism*, *genetic counseling* (www.hetop.eu).

As referências bibliográficas foram processadas pelo ZOTERO (www.zotero.org) e citadas no texto através deste software.

7. CONSIDERAÇÕES ETICAS

Este trabalho foi efectuado no respeito das regras éticas. Os dados foram recolhidos respeitando o sigilo profissional. Os representantes legais dos pacientes deram o seu consentimento para a recolha de dados pessoais [Anexo 5].

8. CONFLITO DE INTERESSES

Declaramos que não existe qualquer conflito de interesses neste trabalho.

Resultados

RESULTADOS

1. PERFIL EPIDEMIOLOGICO

1.1. Descrição da população do estudo

O nosso estudo incluiu 47 casos de agenesia do corpo caloso recolhidos durante um período de 16 anos, de janeiro de 2002 a dezembro de 2018, no Departamento de Doenças Congénitas e Hereditárias do Hospital Charles Nicolle em Tunes.

1.2 Repartição por género

Dos 47 doentes, 25 eram do sexo masculino e 22 do sexo feminino, com um *rácio* de sexo (M/F) de 1,1.

1.3. Repartição por idade na primeira consulta

A mediana da idade da primeira consulta foi de 1,75 anos [0,58; 7,41]. Os extremos de idade variaram de três dias a 20 anos. A distribuição etária da nossa população de estudo é apresentada na Figura 1.

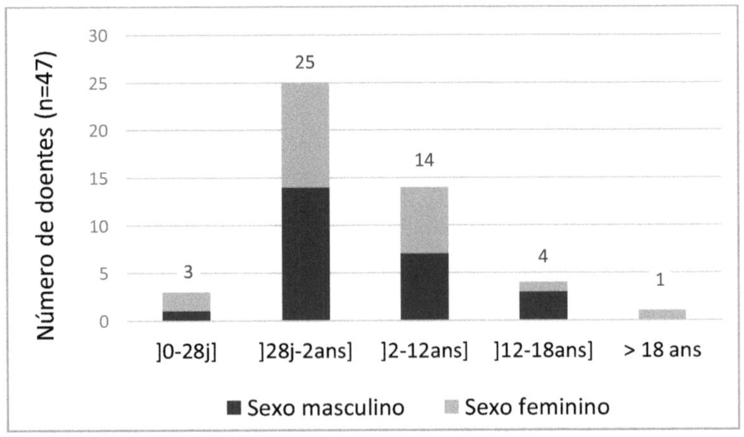

Figura 1*Distribuição dos doentes com agenesia do corpo caloso por idade na primeira consulta.*

1.4. Repartição por origem geográfica dos pais

Cerca de 65% (27/42) dos pais eram oriundos do norte da Tunísia e 63% (17/27) do noroeste [Figura 2].

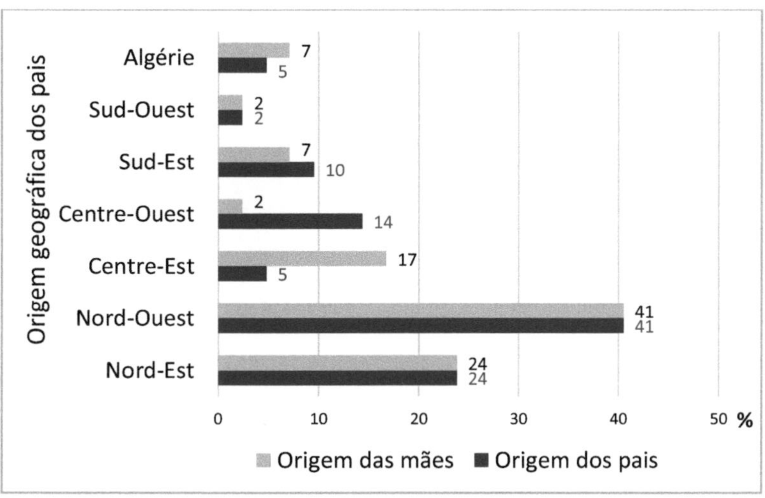

Figura 2Distribuição dos doentes com agenesia do corpo caloso de acordo com a origem geográfica dos pais.

1.5. Consanguinidade

A consanguinidade foi registada em 38% (17/45) dos casos.

1.6. História familiar

1.6.1. História de anomalias do corpo caloso em irmãos

A história de anomalia do corpo caloso nos irmãos foi encontrada em aproximadamente 24% (11/45) dos casos. Entre estas anomalias, a agenesia completa (5/11) ou parcial (5/11) foi encontrada em mais de 90% dos casos. A história de hipoplasia do corpo caloso entre irmãos foi observada em apenas um paciente [Figura 3].

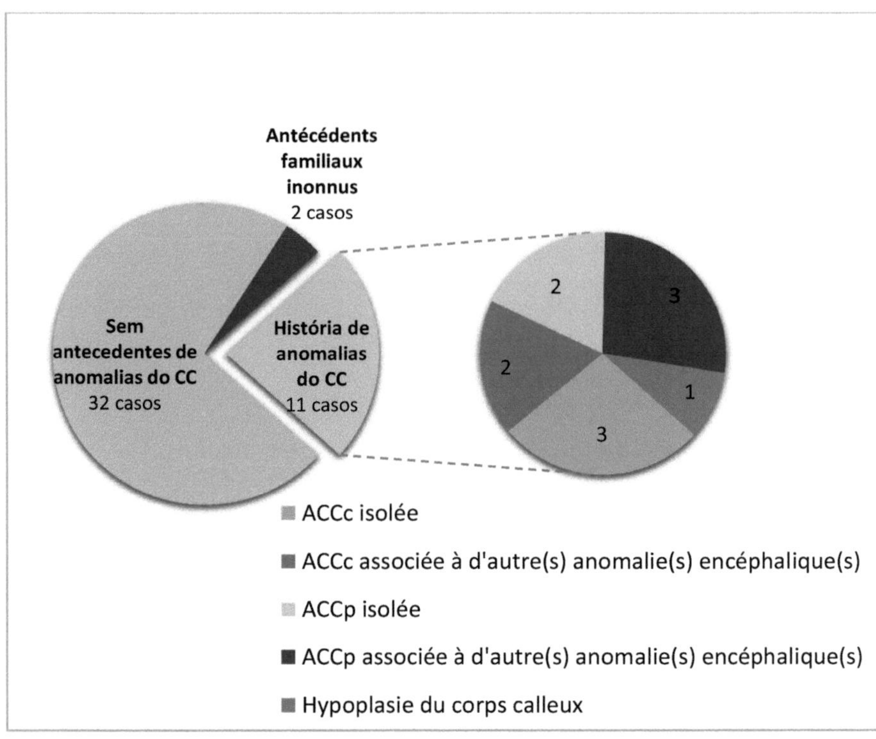

Figura 3*História de anomalias do corpo caloso entre irmãos em pacientes com CCA.*

(CC: Corpo Caloso, ACC: Agenesia do Corpo Caloso, completa (ACCc) ou parcial (ACCp)).

Temos um total de 47 doentes de 43 famílias não aparentadas com 6 formas familiares de agenesia do corpo caloso. Destas formas familiares, só foi possível examinar todos os casos índice (2 casos por família) em quatro famílias (F2, F30, F42 e F43). Nas outras duas famílias (F23 e F25), apenas uma criança consultou o médico e foi incluída no nosso estudo.

1.6.2. História familiar de anomalias neurológicas

Foi encontrada uma história familiar de anomalias neurológicas para além das anomalias do corpo caloso em cerca de 38% (17/45) dos casos. Na maioria dos casos, estas eram perturbações do desenvolvimento e/ou deficiências intelectuais (8/17). Foram também encontradas lesões neurossensoriais, como surdez ou anomalias oftalmológicas (5/17), malformação cerebral que não do corpo caloso (2/17), microcefalia (1/17) ou problemas comportamentais (1/17) [Figura 4]. Destes 17 doentes, quatro tinham uma história de anomalia do corpo caloso entre irmãos.

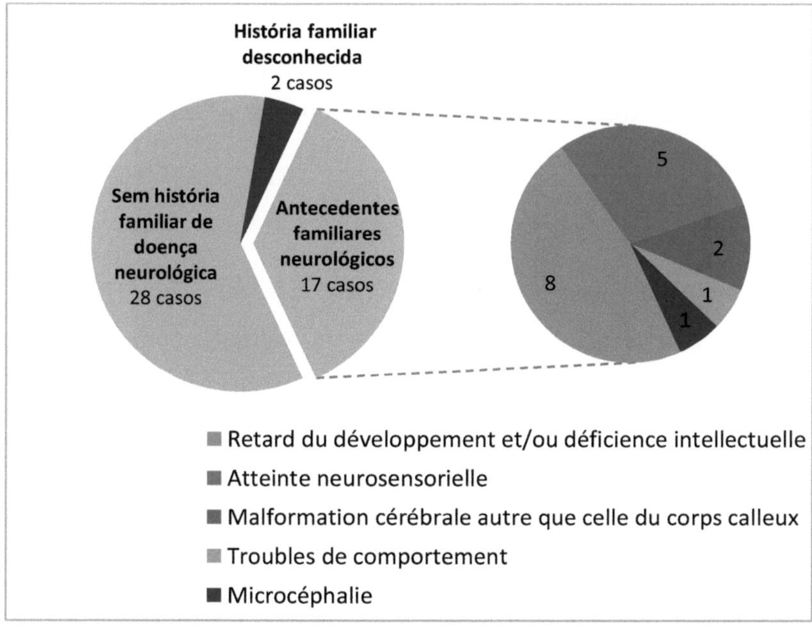

Figura 4*História familiar de anomalias neurológicas em doentes com agenesia do corpo caloso.*

2. ACOMPANHAMENTO DA GRAVIDEZ E DO PARTO

2.1. Idade materna aquando da conceção

A idade materna média foi de 30,7 anos (±5,4). Os extremos de idade variaram entre os 22 e os 42 anos. Vinte e cinco por cento (11/44) das mães tinham 35 anos ou mais, incluindo três com mais de 40 anos.

2.2. Caraterísticas especiais da gravidez

Foi registada uma gravidez bem monitorizada em 88% (37/42) dos casos. Em cinco casos, faltaram dados de acompanhamento da gravidez.

Foi registada uma gravidez induzida por fertilização *in vitro* (FIV) com uma mãe de 40 anos e um pai de 54 anos.

Num dos casos, a mãe tinha consumido drogas durante a gravidez. A mãe era fumadora e alcoólica e tomava um anticolinérgico antiparkinsoniano (Artane®) e anfetaminas (Ecstasy).

2.3 Sinais pré-natais e diagnóstico pré-natal

A ecografia do segundo trimestre foi realizada em 88% (37/42) das gravidezes, das quais cerca de 32% (12/37) foram realizadas por um médico especializado em imagiologia fetal.

Foram encontrados sinais pré-natais em aproximadamente 29% (12/42) dos casos. Estes sinais foram revelados por ecografia fetal no segundo trimestre (6/12) ou por ecografia no terceiro trimestre (6/12).

Os achados ultra-sonográficos foram confirmados por ressonância magnética fetal em cinco casos.

Estes sinais eram anomalias cerebrais em 11 casos e hidrâmnios no caso restante. As anomalias cerebrais eram agenesia do corpo caloso (4 casos), hidrocefalia isolada (4 casos), malformação cerebral não especificada (2 casos) ou microcefalia (1 caso). A ACC foi isolada num caso, associada a hidrocefalia em dois casos e associada a agenesia de vermiano com hidrâmnio no caso restante [Figura 5].

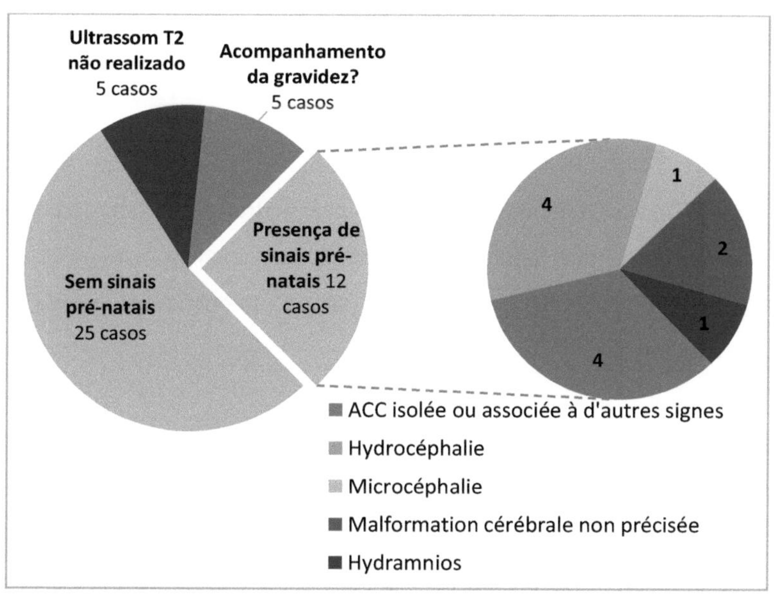

***Figura** 5Sinais pré-natais em doentes com agenesia do corpo caloso (ACC).*

Entre as 12 doentes que apresentavam sinais pré-natais, foi efectuado um cariótipo fetal no líquido amniótico em dois casos, que resultou normal.

2.4. Biometria do parto e do nascimento

Noventa e seis por cento (45/47) das pacientes nasceram a termo. As causas do parto prematuro foram um defeito cervical num caso e hidrâmnios no segundo. A via de parto foi especificada em 35 casos, 69% dos quais nasceram por via vaginal. As cesarianas foram efectuadas por razões obstétricas (6/11), sofrimento fetal agudo (3/11) ou por razões não especificadas (2/11).

Dos 47 casos, o perímetro cefálico à nascença foi registado em 25 casos e o peso e a altura à nascença em 28 casos. A microcefalia congénita foi detectada em 40% (10/25) dos casos e o RCIU em 25% (7/28). Dos casos com microcefalia congénita, 50% apresentavam RCIU.

3. ESTUDO CLINICO

3.1 Motivo da consulta e serviços de referência

Em 74% (35/47) dos casos, o motivo da consulta foi atraso de desenvolvimento, deficiência intelectual e/ou malformação(ões) cerebral(ais). Os outros motivos foram hipotonia associada a caraterísticas dismórficas (4 casos), síndroma polimalformativo (4 casos) ou encefalopatia convulsiva (4 casos) [Figura 6].

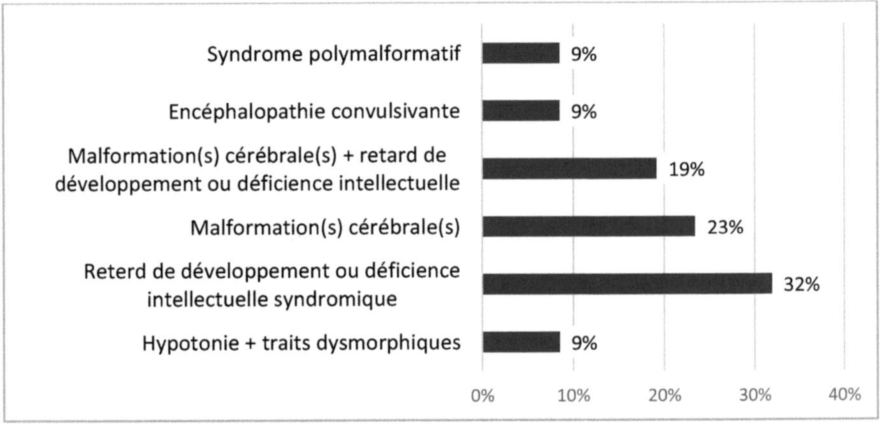

Figura 6*Motivos de consulta em doentes com agenesia do corpo caloso.*

Dos 47 doentes, cerca de 70% foram referenciados por neuropediatras (20/47) ou pediatras (13/47). Os outros serviços referenciadores foram: neonatologia (6/47), pedopsiquiatria (3/47), neurologia de adultos (2/47) ou grupos básicos de saúde (3/47) [Figura 7].

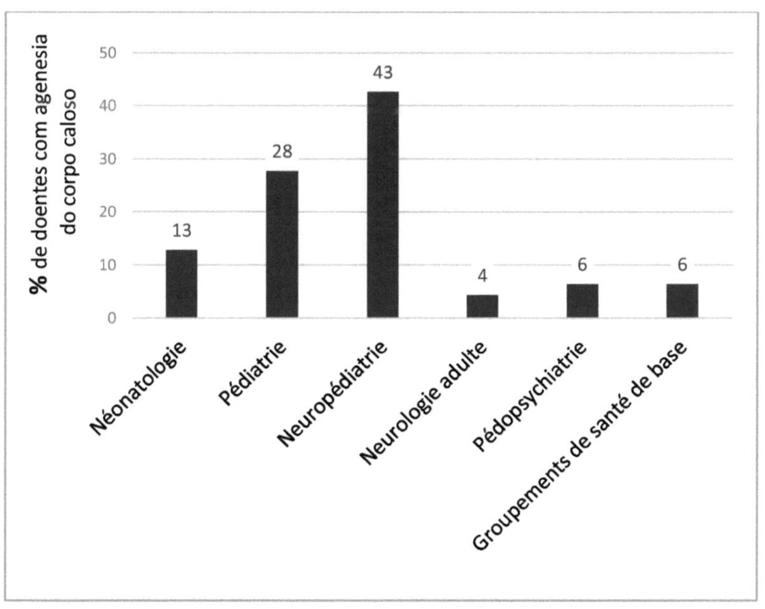

Figura 7*Distribuição dos doentes com agenesia do corpo caloso por serviço de referência.*

3.2 Crescimento

Cerca de metade dos doentes da nossa série tinham microcefalia e 15% tinham macrocefalia. A mediana do perímetro cefálico na primeira consulta foi de -1,85 SD [-3,4; 0 SD] com extremos que variaram entre -11,5 SD e +6,60 SD.

O crescimento estaturo-ponderal tardio foi registado em 37% dos casos e o crescimento estaturo-ponderal avançado em 4%. A mediana da altura foi de -1,3 SD [-2,65 ;0 SD] com extremos que variaram entre -6,4 SD e +2,7 SD; e a mediana do peso foi de 0 SD [-2,5 ;0 SD] com extremos que variaram entre -5,3 SD e +5 SD [Figura 8].

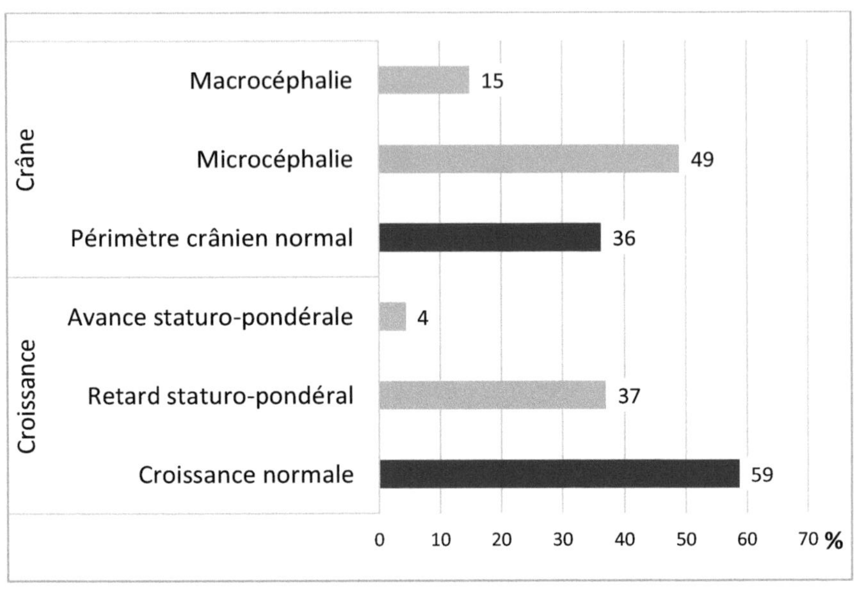

Figura 8*Distribuição dos pacientes com agenesia do corpo caloso de acordo com o crescimento em altura e peso e o perímetro cefálico.*

3.3. Dismorfia facial

As caraterísticas dismórficas foram registadas em aproximadamente 94% (44/47) dos doentes da nossa série.

Entre estes doentes, a dismorfia facial foi sugestiva de uma síndrome específica em cinco casos: síndrome orofacial-digital tipo 1 no P7, síndrome de Opitz tipo II (mutações missense de *SPECC1L*) no P9 e no P33, síndrome de Mowat-Wilson no P15 e síndrome de microdeleção 15q24 no P19.

3.4. Anomalias músculo-esqueléticas

As anomalias dos membros foram registadas em 55% (26/47) dos casos. Destes doentes, 58% (15/26) apresentavam apenas uma anomalia. As principais anomalias dos membros estão resumidas no quadro I.

Mesa IAnomalias dos membros em doentes com agenesia do corpo caloso (ACC).

Anomalias dos membros principais	Frequência (n)	% de anomalias dos membros (n/40)	% entre os doentes com EAC (n/47)
Clinodactilia	11	28%	23%
Deformações do pé	7	18%	15%
Camptodactilia	5	13%	11%
Hexadactilia pós-axial	4	10%	9%
Polegar *aduzido*	3	8%	6%
Hiperlaxidade dos ligamentos	3	8%	6%
Dedos dos pés sobrepostos	3	8%	6%
Braquidactilia	2	5%	4%
ème Sindactilia parcial 2-3 dedos do pé	2	5%	4%
Total	**40**	**100%**	*

* Várias anomalias dos membros podem estar associadas no mesmo doente.

Foram registadas outras anomalias músculo-esqueléticas em cinco doentes. Estas anomalias incluíam *pectus carinatum* ou *excavatum* (5 casos), escoliose (2 casos), pelve assimétrica com *coxa valga* (1 caso), atraso no fecho da fontanela anterior (1 caso) e/ou amiotrofia (2 casos).

3.5. Anomalias dermatológicas

As anomalias da pele e dos anexos foram registadas em 17% (8/47) dos casos. Foi encontrada displasia das unhas em 2 casos, hipertricose em 3 casos e/ou anomalias de pigmentação em 4 casos.

Foram registadas anomalias dermatoglíficas em sete casos. Estas anomalias consistiam numa prega palmar transversal única (4 casos), numa prega palmar supranumerária (1 caso) e em palmas dos dedos (2 casos) com dermatóglifos marcados num caso.

3.6. Anomalias dos órgãos genitais externos

As anomalias dos órgãos genitais externos estavam presentes em 19% dos casos. Estas anomalias só foram encontradas em doentes do sexo masculino, ou seja, em 36% (9/25) dos rapazes da nossa série. Estas anomalias eram o criptorquidismo (8 casos) ou a fimose (1 caso). O criptorquidismo foi associado num caso a hipogenitalismo, num segundo caso a um pénis enterrado e num terceiro caso a ambiguidade sexual.

3.7. Anomalias neurológicas

3.7.1. Desenvolvimento psicomotor

Setenta e oito por cento (36/46) dos doentes da nossa série apresentavam um atraso na aquisição motora e 85% (35/41) apresentavam um atraso na linguagem e/ou ausência de fala.

Entre os doentes com mais de três anos (25 casos), a deficiência intelectual era constante. Era ligeira em 2 casos, moderada em 7 e grave a profunda em 5. O grau de DI não foi especificado em 11 casos.

3.7.2. Outras anomalias neurológicas

As anomalias do tónus foram observadas em 68% (32/47) dos casos. Destes doentes, 59% (19/32) apresentavam hipotonia axial ou global e 41% (13/32) hipotonia axial associada a hipertonia periférica. Foram observadas dificuldades de alimentação em 6 doentes associadas a hipotonia axial. Os sinais piramidais foram encontrados em 38% (18/47) dos casos. A epilepsia foi encontrada em cerca de 41% (19/47) dos doentes.

3.8. Problemas de comportamento

Dos 47 dossiers examinados, foram constatados problemas de comportamento em 10 pacientes: oito casos apresentavam caraterísticas de perturbação do espetro do autismo (perturbação da interação social, estereotipias gestuais e/ou hiperatividade), um caso de polifagia e um caso de perturbações do comportamento e da conduta, como a agressividade.

3.9. Anomalias neurosensoriais

3.9.1. Anomalias oftalmológicas

Os dados do exame oftalmológico estavam disponíveis em 35 dos 47 casos. Foram encontradas anomalias oftalmológicas em 69% (24/35) dos casos. Foram associadas várias anomalias oftalmológicas. A tabela II resume as frequências destas anomalias.

*Tabela II**Anomalias oftalmológicas em doentes com agenesia do corpo caloso (ACC)*

Anomalias oftalmológicas	**Frequência** (n)	**% de anomalias oftalmológicas** (n/41)	**% entre os doentes com EAC** (n/35)
Estrabismo	11	27%	31%
Redução da acuidade visual	8	20%	23%
Microftalmia	5	12%	14%
Catarata congénita bilateral	4	10%	11%
Nistagmo	3	7%	9%
Ptose	3	7%	9%
Glaucoma congénito	2	5%	6%
Atrofia ótica	2	5%	6%
Descolamento da retina	1	2%	3%
Luxação do cristalino	1	2%	3%
Atrofia parafoveolar	1	2%	3%
Total	**41**	**100%**	*

* Várias anomalias oftalmológicas podem estar associadas no mesmo doente.

3.9.2 Deficiência auditiva

Dos 47 casos examinados, foram efectuados exames ORL em 27 doentes. A surdez unilateral ou bilateral foi detectada em 22% dos casos (6/27).

3.10. Outras malformações congénitas associadas

3.10.1. Malformações cardiovasculares

A ecografia cardíaca foi realizada em 17 doentes e revelou anomalias em 4: um caso de comunicação interauricular (P21), um caso de comunicação interventricular (P42), um caso de persistência do canal arterial com forame oval patente (P44) e um caso de estreitamento pulmonar valvular (P23).

3.10.2. Malformações urogenitais e digestivas

A hérnia umbilical foi encontrada em dois casos (P9 e P10). Em um caso (P9) estava associada a onfalocele [Figura 9]. A ecografia abdomino-pélvica foi realizada em 21 casos. Foram encontradas malformações em dois casos: um caso de útero dismórfico para a idade (P37) e um caso de duplicidade renal direita com rim pélvico esquerdo (P19).

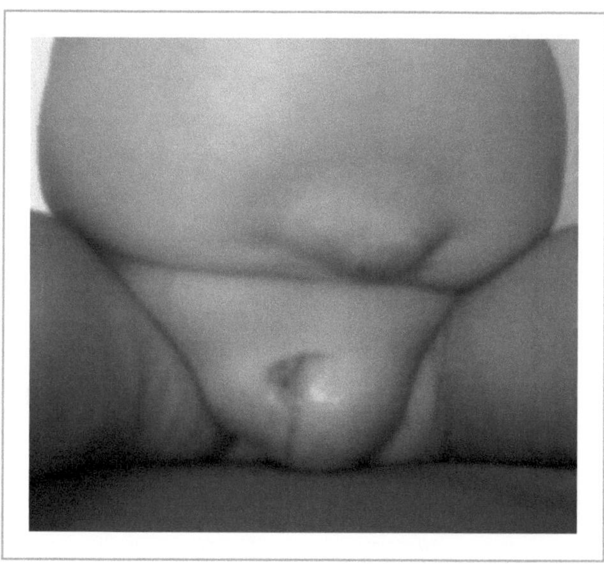

***Figura 9**Hérnia umbilical e onfalocele em P9.*

4. DADOS DE RESSONANCIA MAGNETICA DO CEREBRO

4.1. ACC: distribuição total ou parcial

Entre os processos examinados, 64% (30/47) dos ACC estavam completos e 36% (17/47) eram parciais.

Entre os casos de agenesia parcial, o segmento do corpo caloso afetado foi especificado em 11 casos: o bico (1 caso), o corpo (1 caso), o esplênio (3 casos) ou a parte posterior/corpo e esplênio (6 casos) [Figura 10].

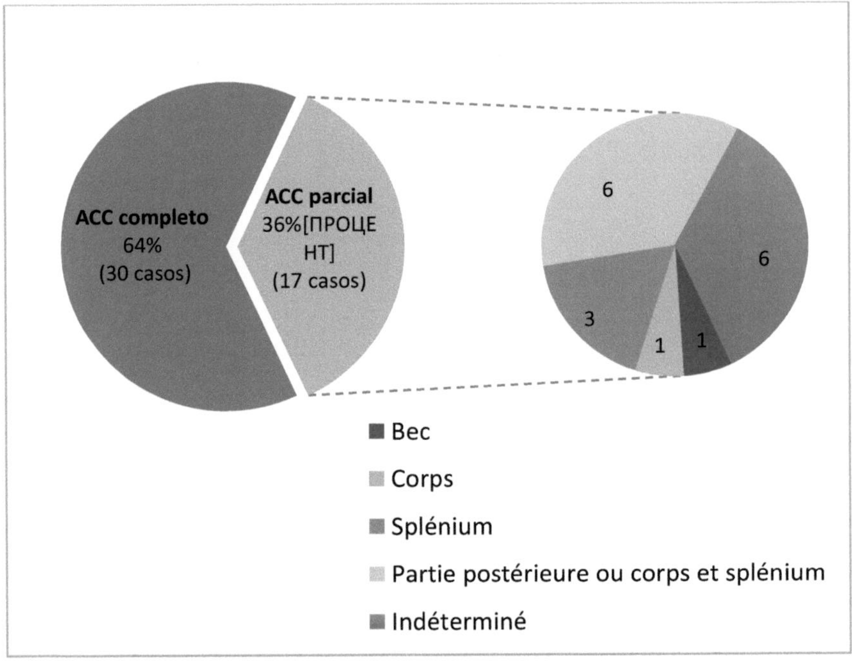

Figura 10*Distribuição da agenesia completa ou parcial do corpo caloso com os diferentes segmentos de agenesia.*

A variabilidade clínica de acordo com o tipo de PCC (completa ou parcial) está resumida na Tabela III.

Tabela III*Variabilidade clínica de acordo com o tipo de agenesia do corpo caloso (completa ou parcial).*

Quadro clínico		**ACC completo (%)**	**ACC parcial (%)**	**valor de p**
História pessoal	Sinais pré-natais	29	25	1
	Microcefalia congénita	35	50	0,667
	RCIU	35	9	0,191
Crescimento	Crescimento anormal em altura e peso	48	29	0,210
	Perímetro craniano anormal	63	65	0,925
Sinais neurológicos	Atraso do motor	72	88	0,282
	Atraso de linguagem	84	88	1
	Dificuldades de alimentação	31	8	0,196
	Epilepsia	52	24	0,073
Problemas de comportamento	Problemas de comportamento	17	38	0,159
	Traços autistas	13	25	0,415
Anomalias extra-cerebrais associadas	Dismorfia facial	90	100	0,292
	Anomalias das extremidades	53	65	0,449
	Anomalias EMB	17	24	0,704
	Anomalias oculares	67	71	1
	Problemas de audição	14	31	0,385
Dados de ressonância magnética do cérebro	Sinais indirectos de EAC	93	80	0,544
	Anomalias cerebrais associadas	53	65	0,449
Diagnóstico evocado		40	41	0,938

ACC: agenesia do corpo caloso, **RCIU:** atraso de crescimento intrauterino, **EGO:** genitais externos.

4.2. Sinais indirectos de EAC

Dos 47 casos examinados, a presença ou ausência de sinais indirectos de EAC foi constatada em 26 casos. Estes sinais estavam presentes em 23 casos. Cerca de 52% (12/23) dos casos apresentavam apenas um sinal indireto na RM. èmeEstes sinais foram divididos em anomalias dos ventrículos laterais, anomalias do 3° ventrículo, bandas de Probst, anomalias das convoluções e/ou anomalias das outras comissuras [Tabela IV].

Tabela IV*Sinais indirectos na RMN e sua distribuição de acordo com o tipo de agenesia do corpo caloso.*

Sinais indirectos de EAC na ressonância magnética cerebral		**ACC completo**	**ACC parcial**	**Total**
Ventrículos laterais	Colpocefalia	5	1	6
	Anomalias do corno temporal	2	1	3
	Anomalias do corno frontal	2	0	2
	Anomalias das carcaças ventriculares	2	0	2
	Aumento do espaço interventricular ou aspeto paralelo dos VEs	6	2	8
	Agenesia septal	1	1	2
Subida do terceiro ventrículo		2	2	4
Hidrocefalia transtentorial		3	3	6
Tiras Probst		1	1	2
Circonvoluções	Ausência do *giro* cingulado	1	0	1
	Displasia ocular	1	0	1
	Displasia temporal	0	1	1
Outras comissuras	Agenesia da comissura anterior	2	1	3
	Hipoplasia ou malrotação dos hipocampos	2	3	5

Total	30	16	46

ACC: agenesia do corpo caloso, LV: ventrículos laterais.

4.3. Anomalias cerebrais associadas à CCA

A agenesia do corpo caloso estava associada a outras anomalias cerebrais em 57% (27/47) dos casos [Tabela V]. Estas foram :

- Anomalias da migração ou da giração: atrofia cortical e/ou subcortical (5 casos), lissencefalia (3 casos), polimicrogiria (2 casos), esquizencefalia (2 casos) e/ou heterotopia nodular (1 caso).
- Anomalias da substância branca (4 casos)
- Quistos aracnoides (2 casos) ou quistos inter-hemisféricos (2 casos)
- Anomalias da fossa posterior: malformação de Dandy-Walker (4 casos), dilatação do quarto ventrículo e/ou cisterna grande (4 casos), malformação de Joubert (2 casos) e/ou outras anomalias cerebelares (2 casos).
- Anomalias oculares: um caso de descolamento da retina e um caso de deslocação do cristalino na câmara posterior.

Mesa V*Anomalias cerebrais associadas e sua distribuição de acordo com o tipo de agenesia do corpo caloso (ACC).*

Anomalias cerebrais associadas	ACC completo	ACC parcial	Total
Anomalias de migração e/ou giro	9	4	13
Anomalias da substância branca	4	0	4
Quistos aracnóides	1	1	2
Cisto inter-hemisférico	1	1	2
Anomalias da fossa posterior	7	5	12
Anomalias oculares	1	1	2
Total	**23**	**12**	**35**

Nos doentes com agenesia completa, 53% (16/30) tinham anomalias encefálicas associadas e nos doentes com agenesia parcial 65% (11/17) tinham outras anomalias encefálicas.

Sessenta e seis por cento (23/35) dos sinais associados foram encontrados em doentes com agenesia completa e os restantes 34% (12/35) foram encontrados em doentes com agenesia parcial.

A variabilidade clínica de acordo com a presença ou ausência de anomalia(s) encefálica(s) está resumida no Quadro VI.

Tabela VI*Variabilidade clínica de acordo com a presença ou ausência de anomalia(s) encefálica(s) associada(s).*

Quadro clínico		**Sem anomalias cerebrais associadas (%)**	**Com anomalias cerebrais associadas (%)**	**valor de p**
História pessoal	Sinais pré-natais	26	28	0,113
	Microcefalia congénita	37,5	41	1
	RCIU	18	29	0,668
Crescimento	Crescimento anormal em altura e peso	50	35	0,193
	Perímetro craniano anormal	45	78	0,082
Sinais neurológicos	Atraso do motor	70	81	0,292
	Atraso de linguagem	75	74	0,396
	Dificuldades de alimentação	20	22	1
	Epilepsia	30	50	0,172
Problemas de comportamento	Problemas de comportamento	35	17	0,274
	Traços autistas	25	13	0,415
Anomalias extra-cerebrais associadas	Dismorfia facial	95	93	1
	Anomalias das extremidades	50	63	0,374
	Anomalias EMB	15	22	0,712

	Anomalias oculares	61,5	73	0,707
	Problemas de audição	9	31	0,349
Dados de ressonância magnética do cérebro	ACC completo	70	59	0,449
	ACC parcial	30	41	0,449
	Sinais indirectos de EAC na RM	83	93	0,580
Diagnóstico evocado		25	52	0,079

ACC: agenesia do corpo caloso, **RCIU:** atraso de crescimento intrauterino, **EGO:** genitais externos.

5. ESTUDO GENETICO

5.1. Estudo citogenético

5.1.1. Cariótipo

O cariótipo efectuado nos linfócitos do sangue (45/47) ou no líquido amniótico (2/47) era normal em todos os casos.

5.1.2. Hibridação fluorescente *in situ*

A hibridação fluorescente *in situ* (FISH) foi efectuada em sete casos, ou seja, 19% dos doentes. A indicação, a sonda utilizada e os resultados estão resumidos no Quadro VII.

***Tabela VII Análise** FISH **de** sete doentes com agenesia do corpo caloso.*

Doente	Suspeita de diagnóstico	Sonda utilizada em PEIXE	Resultados
P20 P21 P45	Síndrome de Miller-Dieker (MDS)	VYSIS ISL específica do locus *LIS1*	Ausência de microdeleção compatível com MDS
P13	Síndrome de microdeleção 22q11.2	Sonda específica do locus *TBX1*	Ausência de microdeleção do locus TBX1
P33	Síndrome de Opitz G/BBB na forma autossómica dominante		

P9	Síndrome de microduplicação 7q36.3	RP11-69O3 no locus *SHH* em 7q36.3	Ausência de microduplicação do locus SHH
	Mosaico da Trissomia 13	LSI 13 específica do locus *RB1* em 13q14	Ausência de aneuploidia do cromossoma 13
	Síndrome de Wolf-Hirschhorn (SWH)	VYSIS WHS13 LSI específica do locus *WHSC1* em 4p16.3	Ausência de microdeleção compatível com SWH
P43	Mosaico da Trissomia 8	VYSIS CEP8 LSI específico para o locus D8Z1 em 8p11.1-q11.1	Presença de um pequeno mosaico de trissomia 8 (5%)

FISH: hibridação *in situ* fluorescente, ***LIS1***: Lissencefalia-1, ***TBX1***: T-box 1, ***SHH***: ouriço sónico, ***RB1***: RB transcriptional corepressor 1, ***WHSC1***: Wolf-Hirschhorn syndrome candidate 1.

5.1.3. Análise cromossómica num chip de ADN

A ACPA foi realizada num doente com deficiência intelectual sindrómica e deu normal.

5.2 Estudo molecular

O diagnóstico de síndrome frágil ligada ao X por amplificação de tripletos CGG não foi aceite em três doentes do sexo masculino (P28, P42, P47). A síndrome de atrofia muscular espinhal foi excluída em P2 e a síndrome de Prader-Willi em P32. A sequenciação do gene *NPHP1* foi normal em P44 e P45.

6. ORIENTAÇÃO PARA O DIAGNOSTICO

Um diagnóstico foi evocado em cerca de 40% (19/47) dos casos. O quadro VIII resume os argumentos que levaram a esta orientação diagnóstica para cada um destes doentes.

Tabela VIII*Diagnóstico de 19 doentes com agenesia do corpo caloso.*

Doente	Diagnóstico evocado	Elementos a favor diagnóstico	Contra diagnóstico

P2 (F2)	Síndrome de Cockayne na sua forma clássica (CS I)	- Pais aparentados e assintomáticos, presença de casos familiares - Catarata congénita bilateral e microftalmia - Baixo peso e microcefalia - Atraso grave no desenvolvimento - Hipotonia axial em contraste com hipertonia periférica - ACC (esplénio)	- Ausência de surdez, retinopatia pigmentar ou fotossensibilidade - Sem neuropatia periférica - Sem outras anomalias cerebrais
P3 (F2)			
P7 (F6)	Síndrome orofacial-digital de tipo 1	- Sexo feminino - DF evocativa [Figura 9 página 18] com travão gengival e palato ogival - Polidactilia - Atraso no desenvolvimento - Heterotopia, MDW, ACC completo	- Sem microcefalia - Não tem tamanho pequeno - Sem quistos renais
P9 (F8)	Síndrome *SPECC1L (síndrome de Opitz G/BBB tipo II)*	- DF evocativa [Figura 10 página 18] com palato ogival e úvula bífida - Atrofia completa da ACC e subcortical - Atraso no desenvolvimento e identificação - Hérnia umbilical e onfalocele [Figura 13 página 24].	- presença de microcefalia
P14 (F13)	Síndrome de Cockayne neonatal (CS II)	- Familiares assintomáticos, história familiar de perturbações neurológicas - Hipotonia neonatal e atraso no desenvolvimento	- Ausência de surdez, retinopatia pigmentar ou fotossensibilidade -Não há sinais de lesões

		- Microcefalia e RC progressiva no período pós-natal - Catarata congénita bilateral e microftalmia - Hipotonia axial em contraste com hipertonia periférica e epilepsia - ACCc, anomalia SB - Criptorquidia bilateral	neurológicas periféricas - Sem outras anomalias cerebrais
P15 (F14)	Síndrome de Mowat-Wilson	- Evocativo DF [Figura 11 página 19]. - Atraso no desenvolvimento - Epilepsia, espasticidade e EAC - Estereótipos	- Sem microcefalia ou baixa estatura - Malformações cardiovasculares e intestinais?
P19 (F18)	Síndrome de microdeleção 15q24	- RC de início pré-natal e microcefalia - Evocativo DF [Figura 12 página 19]. - Braquidactilia e hiperlaxidez - Hipotonia e atraso no desenvolvimento - Problemas de comportamento, surdez - CCA e hipoplasia frontal	- Presença de malformações renais
P20 (F19)	Deficiência de serina	- Microcefalia congénita e RCIU - Catarata congénita bilateral - Epilepsia e tetraparesia espástica - Surdez, atraso no desenvolvimento - Ictiose, orelhas grandes e pescoço curto - ACC, lissencefalia, MDW	- Pais não aparentados

(F21)	**P22**	Tubulinopatia (mutação *TUBB2B*)	- PMR grave - Epilepsia - EAC e polimicrogiria perisilviana - Atrofia ótica	- Macrocefalia (hidrocefalia) - Hipertonia periférica
(F22)	**P23**	Tubulinopatia	- RPM, DI, hipertonia periférica - Epilepsia - Microcefalia - Atrofia ótica, deficiência visual - ACC, atrofia cortico-subcortical	- Presença de anomalias cardiovasculares e esqueléticas
(F23)	**P24**	Tubulinopatia (mutação *TUBB4A*)	- Microcefalia e baixa estatura - VI paralisia oculomotora - ACC, atrofia cortical global, leucoencefalopatia desmielinizante	
(F30)	**P31**	Síndrome de Borjeson-Forssman-Lehmann	- ID em 2 irmãos e um primo materno da mãe: hereditariedade compatível com transmissão recessiva ligada ao X - Hipotonia neonatal, atraso no desenvolvimento, ID e epilepsia - Obesidade e baixa estatura - Ptose palpebral - Problemas de comportamento - Criptorquidia bilateral em P32	- Sinal raro de ACC
(F30)	**P32**			
(F31)	**P33**	Síndrome *SPECC1L* (síndrome de Opitz G/BBB tipo II)	- DF evocativas: testa proeminente, hipertelorismo, FPs inferiores e laterais oblíquas	- Epilepsia - Ausência de outras anomalias da linha média

		- Atraso no desenvolvimento e identificação - ACC completo	
P34 (F32)	Síndrome de Seckel	- Consanguinidade, história familiar de nanismo (4 casos) - Retardo grave do crescimento e microcefalia - Atraso no desenvolvimento - ACC completo	- Problemas de comportamento - Avaliação dos ossos?
P37 (F35)	Síndrome de Joubert	- Aspeto de um dente molar com hipoplasia do vermelhão, ACC parcial - Macrocefalia - Hipotonia e RPM - Epilepsia - Hexadactilia pós-axial	- Sem problemas respiratórios - Lesões nos rins e nos olhos? - Sem consanguinidade
P43 (F41)	Mosaico da Trissomia 8	- ACC completo - Atraso no desenvolvimento e identificação - Opacidade da córnea esquerda - Anomalias do esqueleto - Palmas dos dedos, dermatoglifos marcados, excesso de pele nas axilas	
P44 (F42)	Síndrome de Joubert	- Consanguinidade - Macrocefalia **Em P44 :** - Aparência de dente molar com agenesia vermiana inferior e displasia superior, dilatação de V4,	- Sem problemas respiratórios - Lesões nos rins e nos olhos?

(F42)	**P45**	malrotação hipocampal, fusão talâmica e ACC - Hipotonia e RPM - PCA e forame oval patente **Em P45 :** - Hexadactilia - MDW, ACCc com dilatação de V3 e espaçamento de VL, polimicrogiria

ACC: agenesia do corpo caloso, **DF**: dismorfia facial, **ID**: deficiência intelectual, **FP**: fenda palatina, **MDW**: malformação de Dandy-Walker, **RC**: atraso de crescimento, **RPM**: atraso psicomotor.

7. CONSELHO GENICO

O aconselhamento genético não podia ser prestado às famílias dos doentes sem diagnóstico.

Para os doentes para os quais foi evocado um diagnóstico, foi efectuado um aconselhamento genético baseado no modo de transmissão desta patologia:

- Para as doenças autossómicas recessivas (AR) (síndromes de Cockayne, Seckel, Joubert, deficiência de serina e certas tubulinopatias), explicámos que o risco de recorrência em cada gravidez é de 25%. Um diagnóstico pré-natal (DPN) será portanto indicado em caso de confirmação molecular.

- No caso de doenças autossómicas dominantes (síndrome de mutação missense *SPECC1L*, síndrome de Mowat-Wilson, síndrome de microdeleção 15q24 e certas tubulinopatias), que ocorrem em doentes com pais aparentemente saudáveis e que tendem a ser *de novo*, explicámos que o risco de recorrência é baixo. No entanto, se o diagnóstico for confirmado, deve ser considerado um DPN, dado o risco de mosaicismo geminal.

- No caso das doenças dominantes ligadas ao X (XLD) (síndrome oro-facio-digital tipo 1), que ocorrem em doentes com pais aparentemente saudáveis, o risco de recorrência, embora baixo, é difícil de prever, não só devido ao risco de mosaicismo germinativo, mas também devido ao viés de inativação do cromossoma X na mãe e à possibilidade de penetrância incompleta e expressividade variável das doenças dominantes. Se o diagnóstico for confirmado, pode ser proposto o DPN.

- No caso das doenças recessivas ligadas ao X (síndromes de Borjeson-Forssman-Lehmann e Joubert), o risco de recorrência na descendência masculina é de 50% (as filhas serão portadoras em metade dos casos). Se o diagnóstico for confirmado, a DPN será, por conseguinte, indicada para as gravidezes seguintes se o feto for do sexo masculino.

Para todas estas doentes, e devido à falta de confirmação diagnóstica, foi proposta a monitorização por ultra-sons para as gravidezes subsequentes.

Discussão

DISCUSSÃO

O nosso estudo descritivo e retrospetivo determinou as caraterísticas clínicas e epidemiológicas de 47 casos de agenesia do corpo caloso recolhidos durante um período de 16 anos no Departamento de Doenças Congénitas e Hereditárias do Hospital Charles Nicolle em Tunes.

Uma vez que na nossa clínica só vemos doentes sintomáticos, não nos foi possível recrutar doentes assintomáticos com achados incidentais de EAC em imagens cerebrais.

Tanto quanto sabemos, este é o primeiro estudo epidemiológico e clínico da agenesia do corpo caloso na Tunísia.

Graças ao estudo clínico de cada doente, foi possível orientar o diagnóstico em mais de 37% (16/43) das famílias e fornecer um aconselhamento genético adequado, apesar da ausência de confirmação citogenética ou molecular.

No entanto, constatámos alguns dados em falta, que se explicam, por um lado, pelo carácter retrospetivo do nosso estudo (os dados referem-se, nomeadamente, ao período pré-natal) e, por outro, pela falta de acompanhamento. Esta interrupção precoce do acompanhamento impediu-nos de recolher certos dados, nomeadamente no que diz respeito à deficiência intelectual.

1. PERFIL EPIDEMIOLOGICO

1.1. Prevalência

A agenesia do corpo caloso é a malformação cerebral congénita mais comum. A síntese de estudos baseados em dados de imagiologia neonatal e pré-natal sugeriu que a ACC ocorre em pelo menos 1/4000 nados-vivos (6-8). Esta prevalência é mais elevada em populações com perturbações do desenvolvimento, variando entre 230 e 600/10000 (3,7). No entanto, a prevalência exacta desta malformação continua a ser difícil de determinar devido ao viés de seleção nas séries relatadas. Para além disso, a ACC nem sempre é diagnosticada no período pré-natal e a sua expressão é variável, podendo ser praticamente silenciosa nos primeiros anos de vida (3,5). Os melhores dados disponíveis provêm de dois estudos que determinaram a prevalência de ACC com base em registos nacionais de malformações congénitas. O primeiro foi um estudo californiano realizado durante 20 anos, que encontrou uma prevalência de 1,4 casos por 10.000 nados vivos, e o segundo foi um estudo italiano realizado durante 34 anos, que encontrou uma prevalência de 2,1 casos por 10.000 nados vivos (8,9).

Na Tunísia, não dispomos de dados sobre a prevalência da agenesia do corpo caloso na nossa população. Para determinar esta prevalência, deve ser criado um registo nacional de malformações congénitas.

1.2 Repartição por género

Na nossa série, houve um predomínio muito ligeiro do sexo masculino, com uma razão de *sexo* (M/F) de 1,1. Na literatura, a razão entre *os sexos* varia de 1,25 a 1,68, dependendo do estudo (4,8-10).

Esta distribuição a favor do sexo masculino poderia, em primeiro lugar, ser atribuída a um viés sociocultural, uma vez que as mulheres afectadas eram mais frequentemente mantidas em casa do que institucionalizadas, com um maior nível de consulta para os indivíduos do sexo masculino. Por outro lado, a ausência de um forte enviesamento *da proporção entre os sexos* reflectiria a complexidade do desenvolvimento do corpo caloso, com o envolvimento de vários genes em vários cromossomas (4).

1.3. Repartição por idade

Todos os grupos etários estão representados na nossa série, com predomínio de doentes com idades compreendidas entre os 28 dias e os 2 anos]. No entanto, apesar do período de inclusão de 16 anos, é importante referir que 51% (24/47) dos nossos doentes consultaram-nos apenas uma vez, sendo que metade tinha menos de três anos de idade. Dos restantes doentes (23/47) que consultaram pelo menos duas vezes, 39% (9/23) tinham menos de três anos de idade.

1.4. Repartição por origem geográfica dos pais

Todas as regiões da Tunísia foram representadas no nosso estudo. Cerca de 65% dos nossos doentes eram oriundos do norte. Esta predominância pode ser explicada pela densidade populacional e pela proximidade destas regiões ao nosso serviço. Além disso, a criação de novos serviços de genética no centro do país poderia explicar a baixa frequência de consultores do centro e do sul da Tunísia.

1.5. Consanguinidade

A consanguinidade foi registada em 38% dos casos. Este valor é superior à taxa de consanguinidade na população geral da Tunísia, que é de 29,8%. (11). Um segundo estudo realizado nos Emirados Árabes Unidos (EAU) também encontrou uma elevada taxa de consanguinidade (44%) numa coorte de ACC (12). Este valor deve ser interpretado com cautela, tendo em conta que a taxa de consanguinidade na população geral dos EAU varia entre 39% e 54,2%. (13).

Pensa-se que a consanguinidade é um fator de risco para a CCA, que é uma das síndromes de transmissão autossómica recessiva (14). De facto, o envolvimento da consanguinidade na ocorrência de doenças de transmissão autossómica recessiva foi previamente estabelecido na Tunísia (15).

1.6. História familiar

1.6.1. História de anomalias do corpo caloso em irmãos

A maioria dos doentes com uma história de anomalia CC entre irmãos provém de casamentos consanguíneos (8/11). Estes dados fornecem mais um argumento a favor do envolvimento da consanguinidade na ocorrência de doenças recessivas.

1.6.2. História familiar de anomalias neurológicas

A coocorrência na mesma família de CCA com perturbações do desenvolvimento, anomalias neurosensoriais ou outras anomalias encefálicas pode dever-se à expressividade variável da mesma doença. Na maioria dos síndromes envolvidos, a penetrância da CCA é incompleta. (2). Esta expressividade variável pode também ser explicada pelo envolvimento de outros factores genéticos e/ou ambientais (1).

2. ACOMPANHAMENTO DA GRAVIDEZ E DO PARTO

2.1. Idade materna aquando da conceção

Na nossa série, a média de idade materna na conceção (30,7 ± 5,4 anos) foi ligeiramente superior à média de idade das parturientes na Tunísia, que é de 28,8 ± 5,5 anos. Além disso, a frequência de mães com idade avançada, maior ou igual a 35 anos, foi maior do que a da população em geral (25% *versus* 17%). (16).

Glass et *al* também notaram esta predominância de idade materna avançada em pacientes com EAC e também notaram que o risco de EAC ligado a uma anomalia cromossómica era seis vezes maior em mães com mais de 40 anos. (9).

Estes resultados estão em grande parte relacionados com o risco mais elevado - pelo menos quatro vezes - de anomalias cromossómicas em mães com 35 anos ou mais, em comparação com mães entre os 25 e os 29 anos (17,18). Este risco está ligado a anomalias de recombinação e de disjunção cromossómica durante a meiose feminina (19).

Além disso, a acumulação de danos no ADN com a idade pode aumentar o risco de mutações *de novo*.

No entanto, dos 11 casos em mães com idade igual ou superior a 35 anos à data da conceção, apenas num caso foi sugerida uma doença autossómica dominante (síndrome de Opitz em P33) e em nenhum caso da nossa série foi sugerida uma anomalia cromossómica.

2.2. Caraterísticas especiais da gravidez

Os dados relativos ao consumo de álcool ou de outras substâncias tóxicas, ao aparecimento de diabetes gestacional, às infecções pré-natais e à utilização de reprodução medicamente assistida (PMA) não estavam suficientemente pormenorizados nos processos para serem analisados, embora sejam considerados na literatura como estando ligados a anomalias do corpo caloso. (1).

Um dos casos da nossa série (P12) foi considerado como tendo tomado medicamentos tóxicos durante a gravidez. A mãe era fumadora e alcoólica e tomou um anticolinérgico antiparkinsoniano e anfetaminas. Neste doente, o quadro clínico não era sugestivo de um síndrome genético particular, o que favorece a origem ambiental da agenesia do corpo caloso.

Os efeitos teratogénicos e neurotóxicos do álcool estão bem estabelecidos, e a sua associação com anomalias no desenvolvimento cerebral foi descrita em vários estudos. As malformações cerebrais são extremamente variáveis, afectando todas as fases de desenvolvimento do sistema nervoso central. A redução do volume cerebral e as malformações CC, como agenesia ou hipoplasia, são os dois distúrbios mais freqüentes relatados em associação com a exposição pré-natal ao álcool. (20-23). A nível celular, o etanol parece inibir a via *Sonic Hedgehog*, modificar os níveis de atividade do ácido retinóico, desencadear uma via CamKII dependente do cálcio que antagoniza a sinalização da via Wnt, afetar a dinâmica do citoesqueleto e aumentar o stress oxidativo (24,25).

Apesar da exposição pré-natal ao álcool, o exame do nosso doente P12 não revelou qualquer dismorfia facial sugestiva de síndrome alcoólica fetal ou SAF (fendas palpebrais estreitas, filtro plano e apagado, lábio superior fino) ou qualquer microcefalia ou atraso de crescimento. No entanto, o défice neurológico deste doente, que combina a PCC, a epilepsia e o atraso de desenvolvimento, pode ser classificado como perturbação do espetro alcoólico fetal (FASD). (26). Esta perturbação neurológica isolada estaria assim relacionada com o facto de o cérebro ser o órgão mais afetado pela exposição pré-natal ao álcool (23). A teratogenicidade do álcool é constante ao longo do desenvolvimento do sistema nervoso central, e as malformações cerebrais podem ocorrer durante a embriogénese ou a fetogénese. Não existe, portanto, um período específico para a neurotoxicidade do álcool. Por outro lado, as malformações faciais são mais frequentes nos casos de consumo de álcool durante o primeiro trimestre de gravidez, dado o efeito indutor do prosencéfalo sobre a face e o desenvolvimento do botão frontonasal. (27).

Não foi possível determinar o período de exposição pré-natal ao álcool em P12 porque ele foi adotado. Além disso, outros factores genéticos ou ambientais podem estar envolvidos no fenótipo deste doente.

O efeito do tabaco no desenvolvimento do cérebro fetal não foi estudado. No entanto, a exposição ao tabaco em adultos inibe a expressão dos genes necessários para a síntese e manutenção da mielina. O tabaco poderia, por conseguinte, contribuir para a degenerescência da substância branca (28). O corpo caloso poderia ser um dos principais alvos influenciados pelo tabagismo crónico. De facto, existe uma correlação negativa significativa entre os ácidos gordos no conjunto do CC e a quantidade de tabaco consumida (29,30). O envolvimento do tabaco no desenvolvimento do CAC não pode ser excluído, e teria de ser confirmado por estudos de exposição em modelos animais ou por estudos de grandes coortes de crianças nascidas de mães fumadoras.

Os efeitos dos medicamentos antiparkinsónicos e da anfetamina no desenvolvimento cerebral não foram estudados de acordo com os dados actuais. Na ausência de orientação diagnóstica, o fenótipo de P12 poderia ser atribuído à exposição pré-natal ao álcool e/ou ao tabaco.

O paciente P42 resultou de uma gravidez induzida por FIV com uma mãe de 40 anos e um pai de 54 anos. É verdade que, até à data, os estudos de coorte sobre o seguimento de crianças nascidas após a PMA são tranquilizadores, mas resta saber se o stress celular provocado pela manipulação de gâmetas e embriões *in vitro* pode estar na origem de um maior risco de anomalias epigenéticas ou de malformações fetais. (31). Para além disso, a idade avançada dos progenitores poderia ser a causa da ocorrência de mutações *de novo* em P42.

2.3. Diagnóstico pré-natal

2.3.1 Imagiologia fetal

O corpo caloso começa a individualizar-se às 12-14 semanas de gravidez. A primeira porção do CC a desenvolver-se é o joelho, depois o seu crescimento segue uma progressão bidirecional rostro-caudal até às 20 semanas, quando a sua estrutura está anatomicamente completa (1,7,32,33). Continua a aumentar de espessura durante o terceiro trimestre e nos dois primeiros anos de vida. A mielinização começa na parte posterior da mielina aos 2 meses de idade, e a maturação continua até à idade adulta (1,34).

Como resultado, as anomalias do desenvolvimento do corpo caloso não podem ser detectadas antes das 20 semanas de idade gestacional. Consequentemente, o diagnóstico pré-natal do AVC é feito essencialmente por ecografia fetal (FUS) no segundo trimestre (1,6,8).

O corpo caloso pode ser identificado numa vista sagital da linha média do cérebro fetal como uma estrutura hipoecóica localizada entre a cavidade do septo pelúcido e o *giro* cingulado, delimitada por duas linhas ecogénicas. A artéria pericallear, que se desenvolve em estreita associação com o CC, também pode servir como um marcador ultrassonográfico útil (35). Uma trajetória ou biometria anormal desta artéria foi recentemente proposta como um marcador ultrassonográfico precoce (primeiro trimestre) do desenvolvimento anormal do CC. De facto, a artéria pericallear e os seus ramos podem ser identificados e medidos a partir das 11 semanas. (36).

O diagnóstico de AFC na FE é baseado na não visibilidade total ou parcial do CC. No entanto, o CC, que é fisiologicamente muito fino e não mielinizado, é difícil de examinar no período pré-natal. O diagnóstico ultrassonográfico pode ser sugerido pela presença de sinais indiretos, sendo os mais freqüentes a ausência da cavidade do septum pellucidum (SPC), a aparência de lágrima dos ventrículos laterais (LVs), a ascensão do 3 ventrículo, o aumento assimétrico dos LVs, o alargamento da fissura inter-hemisférica e a disposição radial das convoluções mediais (37,38) [Figura 11].

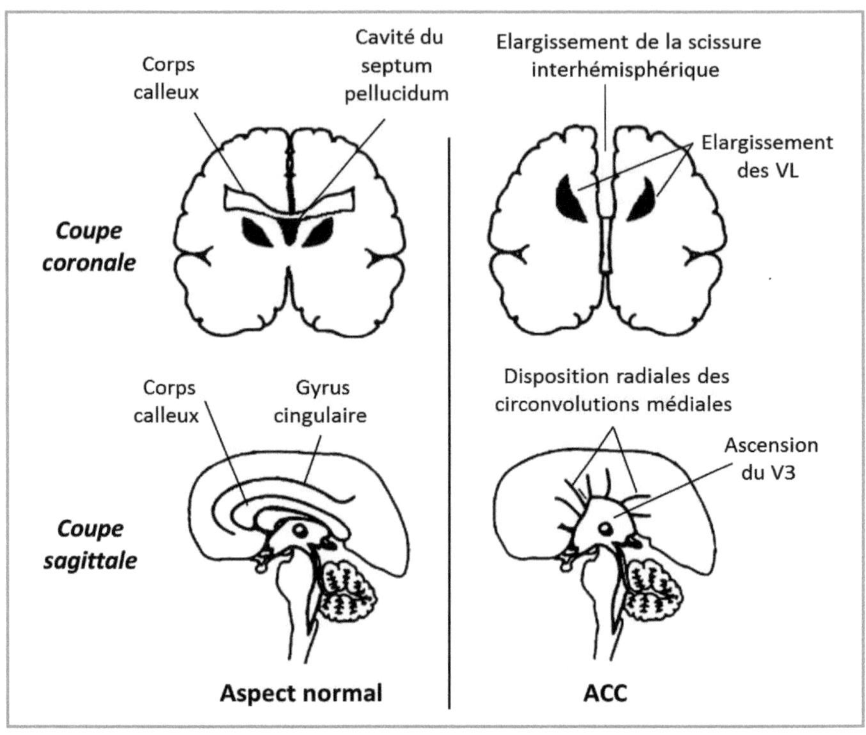

Figura 11*Representação esquemática dos sinais indirectos de PCC na ecografia fetal (Modificado de (37)).* [ème]*(ACC: agenesia do corpo caloso, LV: ventrículo lateral, V3: 3 ventrículo)*

Estes sinais indirectos de agenesia calosa são inconstantes e menos marcados quando a agenesia é parcial (38). Por exemplo, a ausência da cavidade do septum pellucidum é consistentemente encontrada na agenesia completa, enquanto que só é detectada em cerca de metade das agenesias parciais. No entanto, o PSC tem um aspeto anormal (largo e curto) na maioria dos restantes casos de ACCp (38-40).

Devido à sua estrutura não mielinizada, a visualização do CC é imperfeita na FE, e a RM fetal é uma opção de imagem adicional quando há suspeita de anormalidade na ultrassonografia (35,41).

A RMN pode ser utilizada para confirmar a presença ou ausência de ACC e para caraterizar com maior exatidão se é completa ou parcial. De facto, alguns estudos encontraram 5-20% de falsos positivos na ecografia que são invalidados pela RM (32,42,43). A RM mostra os sinais indirectos descritos na FE, bem como outros sinais como as bandas de Probst e as anomalias do sulco cingulado. Além disso, a RM permite uma melhor análise da substância branca e melhora a deteção de anomalias cerebrais associadas à AFC, em particular anomalias de giros, heterotopias e malformações quísticas. Por exemplo, 23% das anomalias cerebrais detectadas pela RM não foram visualizadas pela ecografia (8).

As anomalias mais frequentemente detectadas pela RM fetal são a ventriculomegalia (78,6%), as malformações corticais (53,6%), as malformações da fossa posterior (25%) e as anomalias da linha média (10,7%). (41).

A RM do encéfalo fetal é idealmente realizada entre 26 e 30 semanas de gestação. [èmeème]Antes das 26 semanas, o cérebro fetal é fisiologicamente liso, e após as 31 semanas, a redução dos fluidos pericerebrais pode dificultar a sua interpretação. Assim, embora a RM confirme o diagnóstico de AFC a partir das 22 semanas de gestação, não detecta anormalidades giratórias associadas nessa fase, que são um dos fatores que afetam o prognóstico neurológico do feto (44,45).

Na nossa série, a ecografia do segundo trimestre foi realizada na maioria dos casos (88%), mas revelou anomalias em apenas 16% (6/37) dos casos. Esta baixa taxa, quando comparada com a relatada na literatura, pode ser explicada pelo facto de a ecografia do segundo trimestre não ter sido realizada de forma sistemática por um médico especializado em imagiologia fetal. A taxa de diagnóstico de AVC na literatura aumentou de 60% para 90% graças à ecografia de rastreio do segundo trimestre, que se tornou sistemática. (8).

A agenesia calosa foi visualizada num terço dos casos em que as anomalias foram descobertas no período pré-natal (3 casos de ACCc e um caso de ACCp) e esteve associada a outros sinais em 3 casos: um sinal indireto (hidrocefalia) em dois casos ou anomalias encefálicas (quisto aracnoide e agenesia vermiana) no caso restante. As outras anomalias reveladas pela FE foram a microcefalia num caso e a hidrocefalia no caso restante. A ACC não foi detectada no período pré-natal em dois pacientes, embora a RM fetal tenha sido realizada em um caso. A agenesia calosa era parcial em ambos os casos, demonstrando as limitações da imagiologia pré-natal no diagnóstico da PCC.

Das seis pacientes com anomalia detectada na FM do segundo trimestre, foi realizada RM fetal em quatro pacientes, confirmando as anomalias detectadas na ecografia.

Também foram detectados sinais pré-natais em seis doentes na ecografia do terceiro trimestre, enquanto a FE do segundo trimestre foi normal em todos estes casos.

Na nossa série, a ecografia morfológica no segundo trimestre, efectuada por um médico especializado em imagiologia fetal, foi realizada em apenas 12 casos. Esta situação pode ser explicada por razões socioeconómicas e sanitárias: a ecografia especializada não está disponível nos centros de saúde básicos, a centralização das maternidades de terceiro nível nas grandes cidades e o elevado custo do tratamento em estabelecimentos privados com uma baixa taxa de reembolso pelo seguro nacional de saúde.

2.3.2. Diagnóstico etiológico

Uma vez detectada a agenesia calosa na imagiologia fetal, é essencial determinar se é isolada ou associada, de que dependerá o prognóstico. Além disso, deve ser efectuada uma avaliação etiológica. Esta deve procurar a presença ou ausência de antecedentes familiares, a noção de consanguinidade, a toma de substâncias tóxicas durante a gravidez, a seroconversão das serologias maternas e os estudos genéticos.

O cariótipo fetal é recomendado para todos os casos de agenesia calosa, mesmo que pareçam ser isolados. De facto, uma anomalia cromossómica é detectada pelo cariótipo em cerca de 5% destas agenesias isoladas. A proporção dessas anomalias cromossômicas detectadas pelo cariótipo fetal aumenta para 18% quando a ACC está associada a outras anomalias (3,46).

Entre os nossos doentes que apresentavam sinais pré-natais, apenas em dois casos foi efectuado um cariótipo fetal, que resultou normal.

A análise cromossómica por chip de ADN (ACPA) deve ser considerada quando o cariótipo fetal é normal. No entanto, para além das CNVs patogénicas conhecidas, os resultados são mais difíceis de interpretar e o prognóstico neurológico permanece incerto. Determinar se as variantes são herdadas ou *de novo* também deve ser interpretado com cautela, dada a expressividade intra-familiar variável dos ACCs.

2.4. Biometria do parto e do nascimento

Na nossa série, registámos dois casos de prematuridade associados a causas mecânicas: um caso de hérnia cervical e um caso de hidrâmnio. Glass et *al*, no entanto, encontraram um risco maior (x 3,56) de prematuridade associada à PCC (9). No entanto, no subgrupo de ACCs sem anomalias cromossómicas ou síndromes identificados, a proporção de partos prematuros não foi significativamente maior. Isto sugere que a prematuridade está relacionada com a presença de outras anomalias congénitas e não com a agenesia calosa (8).

A microcefalia congénita foi encontrada em 40% dos nossos doentes e o atraso de crescimento intrauterino em 25%. Para além de síndromes específicos, a biometria à nascença não foi especificada nas várias séries de ACC descritas na literatura.

Pensa-se que a elevada incidência de microcefalia associada a CCA na nossa série esteja relacionada com mecanismos fisiopatológicos comuns, em particular anomalias na proliferação de neurónios e células gliais durante o desenvolvimento cerebral. (2).

3. ESTUDO CLINICO

3.1 Motivo da consulta e serviços de referência

A maioria dos nossos doentes foi referenciada por pediatras e neuropediatras, daí a predominância dos seguintes motivos de consulta: atraso de desenvolvimento, deficiência intelectual e/ou malformação(ões) cerebral(ais).

Na literatura, os métodos utilizados para recrutar casos de VAC variam muito de um estudo para outro. Esta heterogeneidade das populações estudadas deve ser tida em conta na comparação dos resultados.

3.2 Crescimento

Cerca de metade dos nossos doentes tinham microcefalia e 15% tinham macrocefalia. A frequência de microcefalia em séries de ACC relatadas variou de 14 a 33%. (47-50)A macrocefalia foi raramente especificada, com uma frequência de 21,7%. (50). Al-Hashim et *al* encontraram apenas 23% de anomalias no perímetro craniano (51). Esta diferença em relação aos dados da literatura pode estar ligada a diferentes critérios de inclusão. De facto, a população do estudo supracitado foi recrutada no departamento de radiologia e a descoberta de ACC pode, portanto, ser fortuita.

Na nossa série, o atraso de crescimento foi registado em 37% dos casos e o desenvolvimento estaturo-ponderal avançado em 4% dos casos. Para além de síndromes específicos, a frequência da associação de ACCs com uma anomalia de crescimento não foi especificada na literatura.

Em certas síndromes, a ACC está associada a atraso de crescimento, como a síndrome de Smith-Lemli-Opitz (OMIM #270400) e a síndrome de Coffin-Siris (OMIM #135900, 614607, 614608, 614609, 615866, 616938, 617808). (2).

Outras síndromes combinam um avanço estaturo-ponderal e uma anomalia CC, nomeadamente a síndrome de Sotos (OMIM #117550, 617169) (52)Síndrome de Perlman (OMIM #267000) e síndrome de Beckwith-Wiedemann (OMIM #130650) (53). O fenótipo dos nossos doentes não era sugestivo destas síndromes. Nestes casos, a coocorrência de duas doenças é possível, mas apenas estudos de todo o genoma podem confirmar ou refutar esta hipótese.

A baixa estatura associada à obesidade em P31 e P32 levou-nos a sugerir a síndrome de Borjeson-Forssman-Lehmann (OMIM #301900) (54).

3.3. Dismorfia facial

As caraterísticas dismórficas foram observadas na maioria dos doentes da nossa série (94%). No entanto, a dismorfia facial só foi sugestiva de uma síndrome específica em cerca de 10% dos casos. Estes foram a síndrome de Mowat-Wilson em P15, a síndrome orofacial-digital tipo 1 em P7 e a síndrome ligada a mutações missense *SPECC1L* (síndrome Opitz G/BBB tipo II) em P9 e P33.

A frequência de dismorfias faciais foi elevada no nosso estudo em comparação com a literatura, que variou de 42 a 73%. (48,51,55,56).

3.4. Anomalias músculo-esqueléticas

As anomalias músculo-esqueléticas estão entre os sinais mais frequentemente associados à agenesia calosa (8). A sua frequência na literatura variou de 20% a 37,5% dependendo do estudo (9,47,49,51,56). Estas anomalias podem ser específicas, pelo que são importantes para o diagnóstico.

Observámos anomalias dos membros em mais de metade dos nossos pacientes [Tabela I página 20]. No entanto, a maioria destas anomalias são consideradas menores (clinodactilia, camptodactilia) e não são caraterísticas de uma síndrome em particular. Apenas 10% dos doentes apresentavam hexadactilia, uma anomalia que é considerada caraterística de certos síndromes, como o grupo das ciliopatias. (57). A presença de hexadactilia em quatro dos nossos doentes, juntamente com os outros sinais clínicos, levou à sugestão de uma síndrome genética em três casos: síndrome orofacial-digital tipo 1 em P7 e síndrome de Joubert em P37 e P47.

Outras anomalias músculo-esqueléticas também foram observadas em cinco pacientes. As anomalias vertebrais encontradas em P43 foram, por exemplo, um fator a favor da suspeita de trissomia 8 em mosaico, apesar de um cariótipo normal.

3.5. Anomalias dermatológicas

Anomalias da pele e do pelo foram encontradas em 17% dos nossos doentes. Embora a frequência de anormalidades dermatológicas na CCA não esteja especificada na literatura, várias síndromes podem associar o envolvimento dermatológico a essa malformação cerebral. A síndrome de Cockayne, por exemplo, é caracterizada por fotossensibilidade cutânea, que é um dos critérios de diagnóstico clínico para essa condição (58).

Anomalias dermatoglíficas também foram observadas em nossa série. Entre essas anomalias, a presença de dermatoglifos acentuados com teias nos dedos reforçou a hipótese de trissomia 8 em mosaico em P43. De facto, as pregas palmares e plantares profundas são encontradas em 75% dos casos de trissomia 8 em mosaico (59).

3.6. Anomalias dos órgãos genitais externos

As anomalias dos órgãos genitais externos estiveram presentes em 19% dos nossos doentes e só foram encontradas em doentes do sexo masculino. Esta frequência é superior à relatada na literatura (4 a 12,5%), apesar de uma maior *proporção de* sexo a favor dos rapazes nestas séries (>1,5) (49,56).

O exame dos órgãos genitais externos pode revelar uma anomalia que seria um elemento-chave na orientação do diagnóstico. Por exemplo, a presença de criptorquidia bilateral era consistente com a síndroma de Borjeson-Forssman-Lehmann (OMIM #301900) em P32. Anomalias genitais associadas a deficiência intelectual, obesidade e baixa estatura eram sinais caraterísticos desta síndrome. (54).

3.7. Anomalias neurológicas

Em consonância com os dados da literatura, o nosso estudo encontrou um desfecho neurológico desfavorável em doentes com EAC sindrómica (associada a anomalias cerebrais ou extra-cerebrais) (4,56). De facto, esta evolução desfavorável foi observada não só nas populações de formas sindrómicas, mas também nas de formas assintomáticas com descoberta incidental de CCA na imagiologia cerebral [Tabela IX].

Tabela IX*Frequência dos sinais neurológicos na nossa série e na literatura.*

	O nosso estudo	**Romaniello et *al***	**Bedeschi et *al***	**Outros estudos**
População do estudo	Departamento de genética (ACCs sindrómicos)	Centro de Neuroreabilitação (EAC sindrómicos)	Doentes com DI, dificuldades de aprendizagem e/ou epilepsia	EAC isolados ou sindrómicos
Atraso do motor	78%	83%	92%	38 à 78%
Atraso de linguagem	85%	62%	-	74 à 92%
Hipotonia	59%	-	62%	39 à 77%
Hipertonia/espasticidade	41%	-	21%	36%
Deficiência intelectual	100%	93%	83%	54 %
Epilepsia	41%	41%	35%	39 à 61%
Referência	-	(4)	(56)	(10,48,50,51)

ACC: agenesia do corpo caloso

Alguns estudos demonstraram que, entre os EAC sindrómicos, os que têm uma origem genética identificada estão associados a danos neurológicos desfavoráveis (1,56). No entanto, Schell-Apacik et *al* não encontraram diferenças significativas em termos de desenvolvimento neurológico de acordo com a presença ou ausência de uma anomalia genética identificada (10).

Além disso, não encontrámos diferenças significativas no comprometimento neurológico entre os diferentes grupos: agenesia parcial *versus* completa [Tabela III pág. 26] ou agenesia associada a outras anomalias encefálicas *versus* isolada [Tabela VI pág. 29]. Este resultado é consistente com alguns estudos na literatura, como o de Goodyear et *al*, embora a população estudada incluísse crianças com a descoberta incidental de uma ACC isolada. (50). Em contrapartida, outros estudos encontraram uma associação significativa entre a presença de outras anomalias cerebrais e o atraso na aquisição da linguagem e/ou da motricidade, por um lado (51)e a presença destas anomalias associadas e a deficiência intelectual (4). Além disso, Romaniello et *al.* encontraram uma diferença significativa entre a presença de distúrbios de linguagem e o tipo de ACC (75% na agenesia parcial versus 50% na agenesia completa) (4).

Embora as consequências neurológicas da CCA sejam variáveis, parece que a presença de anomalias encefálicas associadas é provavelmente um fator prognóstico mais importante do que a extensão da agenesia (4,51,60,61).

Na literatura, a epilepsia foi encontrada em 35% a 41% dos pacientes com ACC sindrómica, o que é consistente com os nossos resultados. A presença ou ausência de anomalias encefálicas associadas, nomeadamente anomalias corticais, está associada não só a um maior risco de doença epilética, mas também a um maior risco de resistência aos fármacos (4,49,51,56). Na nossa série, a epilepsia foi mais frequente no grupo de doentes com anomalias encefálicas associadas (50% *versus* 30%) e também no grupo com agenesia completa (52% *versus* 24%). No entanto, esta diferença não foi significativa. Além disso, a associação entre a extensão da PCC e a ocorrência de doenças epilépticas não foi encontrada na literatura (4,56).

3.8. Problemas de comportamento

Foram observadas perturbações comportamentais em 10 dos nossos doentes, com oito casos de caraterísticas de perturbação do espetro do autismo (PEA), um caso de polifagia e um caso de perturbações comportamentais e de conduta do tipo agressivo. No entanto, é de salientar que estas perturbações não foram sistematicamente identificadas por um psicólogo ou psiquiatra.

Uma revisão recente de 55 estudos relatados na literatura sobre o desenvolvimento cognitivo e comportamental associado à CCA mostrou que 40% dos indivíduos com esta malformação cerebral têm um défice no domínio social-cognitivo (reconhecimento de emoções, fraqueza nos aspectos paralinguísticos da linguagem e capacidades mentais). Uma cognição social deficiente pode manifestar-se em problemas de comportamento como o autismo e a perturbação de défice de atenção e hiperatividade (62).

Estas perturbações do espetro do autismo, ligadas a uma redução do número de conexões inter-hemisféricas entre os córtices frontal, parietal e occipital, ocorrem em cerca de um terço dos pacientes com ACC (63). Assim, já foi estabelecido que as anomalias do CC constituem um fator de risco importante para o desenvolvimento de PEA com uma especificidade de traços autistas associados (63). A interação social prejudicada ocorre mais tarde nas crianças autistas com CCA (6 anos) em comparação com as crianças autistas sem esta malformação (2-3 anos) (64). Além disso, os comportamentos repetitivos e restritos são menos frequentes nas crianças com CCA do que nas outras crianças autistas (65).

Além disso, na nossa série não encontrámos qualquer diferença significativa na frequência destas caraterísticas de PEA entre os grupos ACCc e ACCp, o que é consistente com os dados da literatura [Tabela III página 26]. (63).

3.9. Anomalias neurosensoriais

3.9.1. Anomalias oftalmológicas

Sessenta e nove por cento dos nossos pacientes apresentavam distúrbios visuais, sendo o estrabismo a anomalia mais comum (27%), o que é consistente com os dados da literatura (56). Na literatura, encontramos 20 a 60% de anomalias visuais, sem correlação com o tipo de ACC (10,47,51). De facto, foi colocada a hipótese de que a agenesia da parte posterior do CC poderia explicar a ocorrência mais frequente de perturbações visuais por um defeito na transferência de informação entre as áreas occipitais especializadas na visão. No entanto, até à data, não foi demonstrada qualquer associação (47,51).

Para além disso, os sinais oftalmológicos podem ser bastante específicos e de grande ajuda na orientação do diagnóstico. Por exemplo, o envolvimento oftalmológico permitiu-nos distinguir dois tipos de tubulinopatia nos nossos doentes: a paralisia oculomotora em P24 levou-nos a pensar em mutações no gene *TUBB4A*, enquanto a atrofia ótica em P22 nos levou a pensar emTUBB2B (66).

3.9.2 Deficiência auditiva

A surdez foi encontrada em 22% dos nossos doentes, enquanto que na literatura esta frequência não ultrapassa os 15%. (10,51). Esta diferença, embora não significativa, em relação aos dados da literatura poderá estar relacionada com o facto de na nossa série apenas termos estudado formas sindrómicas, enquanto que os dois estudos acima referidos incluíram também formas isoladas de CCA.

Para além destes dois estudos, a deficiência auditiva não foi uma das anomalias procuradas nas outras séries de CCA relatadas na literatura. Dito isto, existem síndromes genéticas que associam a surdez à CCA, tais como as síndromes de Chudley-McCullough (OMIM #604213) (67)Síndrome de Donnai-Barrow (OMIM #222448) (68) e a síndrome de Cockayne (#133540, #216400) (58).

3.10. Outras malformações congénitas associadas

3.10.1. Malformações cardiovasculares

A cardiopatia congénita foi identificada em 23,5% dos nossos doentes. Este resultado é consistente com a literatura, onde as malformações cardiovasculares estão associadas à ACC com uma frequência que varia de 13 a 27%. (47,49-51,56).

3.10.2. Malformações urogenitais e digestivas

As malformações do trato urinário são raramente associadas aos CACs (2 a 4% na literatura), o que é consistente com os nossos resultados (1 caso em 21). No entanto, a frequência de malformações digestivas na nossa série é inferior à relatada na literatura (4% versus 11 a 34%) (50,51) o que pode ser explicado pelos dados em falta na nossa série.

4. CONTRIBUIÇÃO DA RM CEREBRAL NAS ANOMALIAS DO CORPO CALOSO

4.1. Agenesia do corpo caloso: completa ou parcial

A agenesia do corpo caloso pode ser completa (ausência de todo o CC) ou parcial (ausência de pelo menos um, mas não de todos, os segmentos do CC no seu eixo anteroposterior) [Figura 12].

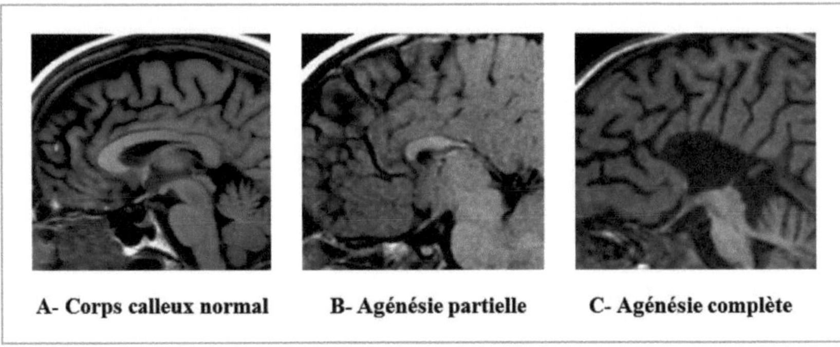

Figura 12*Imagens sagitais de RM do cérebro ponderadas em T1 (61)*

A agenesia completa foi predominante na nossa série (64%), o que é consistente com a maioria dos dados da literatura, que relatam 56 a 68% dessas formas completas (8,10,50,51). Esta predominância pode ser atribuída a um diagnóstico radiológico mais fácil dos CAC completos, à presença de diferentes classificações de anomalias parciais do CC que podem ser adoptadas pelos radiologistas, mas também à ontogenia do CC (61,69). De facto, nas formas completas, a janela de ação dos factores envolvidos no aparecimento da agenesia calosa estende-se ao longo das etapas do desenvolvimento cerebral, enquanto que a das formas parciais é reduzida, uma vez que a agenesia só ocorre numa fase mais tardia do desenvolvimento. (5).

Dos CCAs parciais da nossa série, a maioria (9/11) era posterior (envolvendo pelo menos o esplênio), o que é consistente com os dados da literatura. Esta predominância de formas posteriores parece estar relacionada com a cronologia do desenvolvimento do CC. Este desenvolve-se bidireccionalmente a partir do joelho, que é o primeiro a individualizar-se (35). No entanto, novos estudos questionam esta explicação e sugerem que a agenesia posterior é mais provável de resultar de um defeito de expansão dorso-ventral do esplénio. Estes estudos sugerem que o desenvolvimento do CC tem duas origens, uma anterior ao joelho e outra posterior ao esplénio (2,21) [Apêndice 1: Anatomia do CC].

O prognóstico da agenesia completa é muito pior do que o da agenesia parcial. (50). Na nossa série, não foi encontrada diferença significativa em termos de prognóstico neurológico entre estes dois grupos. Esta diferença com os dados da literatura está provavelmente relacionada com o facto de o principal motivo de consulta dos nossos doentes ter sido o atraso de desenvolvimento.

4.2. Sinais indirectos de EAC

O diagnóstico imagiológico de CCA baseia-se não só na ausência de agenesia completa ou parcial do CC, mas também na presença de sinais indirectos.

èmeEstes sinais são divididos em anomalias dos ventrículos laterais, anomalias do 3 ventrículo, bandas de Probst, anomalias das convoluções e/ou anomalias das outras comissuras [Tabela IV página 27]. (70).

Na nossa série, os sinais indirectos foram identificados em aproximadamente 88% dos casos e não encontrámos diferença significativa na sua frequência entre o grupo ACCc (93%) e o grupo ACCp (80%). No entanto, a colpocefalia foi identificada na maioria dos casos em associação com agenesia completa nos nossos doentes.

Na literatura, os sinais indirectos são mais constantes nas formas completas do que nas formas parciais de CCA, nomeadamente as bandas de Probst, a colpocefalia, a ascensão do terceiro ventrículo e as anomalias do hipocampo (70).

As bandas de Probst são axónios longitudinais do CC que não conseguiram atravessar a linha média e, por isso, formam feixes ectópicos ao longo das paredes dorsomediais dos ventrículos laterais. A colpocefalia é devida a uma redução da substância branca no córtex occipital, levando à expansão dos cornos posteriores dos ventrículos laterais. O terceiro ventrículo, cujo teto é normalmente formado pelo corpo caloso, parece comunicar com a cissura inter-hemisférica e situar-se numa posição elevada nos casos de ausência completa do CC (71). A agenesia calosa interfere com o desenvolvimento do hipocampo, conduzindo a anomalias de trajetória e a defeitos de crescimento. De facto, os axónios calosos servem de guia para o desenvolvimento das outras comissuras, incluindo o hipocampo (72).

4.3. Anomalias cerebrais associadas à CCA

A agenesia do corpo caloso esteve associada a outra(s) anomalia(s) encefálica(s) em 57% dos nossos doentes, o que é consistente com a literatura que refere uma frequência que varia entre 46 e 83%. (32,51,56).

Pelo menos uma anomalia encefálica associada foi registada em 53% dos nossos doentes com ACCc e em 65% dos doentes com ACCp. Este resultado é consistente com o estudo de Romaniello et *al*, que verificou que as formas parciais estavam mais associadas a estas anomalias cerebrais do que as formas completas (48% *versus* 40%). No entanto, verificámos que 66% das anomalias encefálicas foram encontradas em doentes com agenesia completa, mostrando assim que estas formas completas estão frequentemente associadas a malformações mais complexas [Tabela V página 28].

Dentre as anomalias identificadas em nossos pacientes, as anomalias de migração e/ou giro e as anomalias da fossa posterior foram as mais comuns (71%), o que está de acordo com os dados da literatura (4,10,49,56). Estes dois tipos de anomalia foram predominantes na forma completa, o que pode indicar um mecanismo fisiopatológico comum. (4).

Além disso, as anomalias da substância branca foram encontradas apenas no grupo de agenesia completa em nossos pacientes. Por outro lado, Neal et *al* descobriram que essas anomalias eram menos frequentes em ACCc em comparação com outras anomalias CC. Este último resultado parece mais lógico, uma vez que os axónios calosos são estabelecidos antes do início da mielinização, pelo que uma anomalia que ocorra durante o processo de mielinização não deve contribuir para uma anomalia generalizada do CC. (61). Esta discrepância com a literatura pode estar relacionada com a dimensão limitada da nossa amostra. Por outro lado, já foi relatado que casos de agenesia completa estão associados a uma anomalia da biossíntese do colesterol (desmosterolose, OMIM #602398) que pode ser a causa de uma anomalia da substância branca (73). Como o quadro clínico dos nossos pacientes não é sugestivo de desmosterolose, esta diferença com a literatura pode estar relacionada com o tamanho limitado da nossa série.

5. ESTUDO GENETICO

Uma causa genética é identificada em 30 a 45% dos casos de agenesia do corpo caloso [Agenesia do corpo caloso de origem genética, OMIM #217990]. (10,56). A variabilidade destas causas genéticas reflecte a complexidade do desenvolvimento da comissura inter-hemisférica principal (2,74). Numerosos genes e rearranjos cromossómicos têm sido implicados, com uma variedade de mecanismos de transmissão (autossómico dominante, autossómico recessivo, ligado ao X, mutação *de novo*).

5.1. Estudo citogenético

O cariótipo pré-natal ou pós-natal pode identificar 13 a 17% das causas de agenesia calosa (8,9). As anomalias cromossómicas mais frequentemente identificadas são a trissomia 13, 18, 21 e a trissomia 8 em mosaico (3). Foram também descritas outras aneuploidias, nomeadamente a monossomia do cromossoma X e a síndrome de Klinefelter (47,XXY) (9,75,76). Nestas anomalias, a coocorrência de duas patologias não pode ser excluída (8,75).

Na nossa série, o cariótipo era normal em todos os casos. No P43, apesar de um cariótipo normal, o diagnóstico de trissomia 8 em mosaico foi sugerido pela associação clínica de dismorfias faciais sugestivas, camptodactilia, malformações esqueléticas, opacidade da córnea e malformações cerebrais. A análise FISH detectou a trissomia 8 em mosaico numa taxa de 5%.

No total, apenas uma anomalia cromossómica foi identificada na nossa série. Esta baixa taxa (2%) em relação à literatura pode dever-se aos nossos critérios de seleção. No entanto, na maioria dos casos, essas anomalias cromossómicas são responsáveis por uma síndrome polimalformativa diagnosticada em exames de imagem pré-natais, levando à interrupção médica da gravidez ou à morte precoce *no útero* ou após o nascimento.

A utilização de técnicas de citogenética molecular, mais especificamente a ACPA, permitiu identificar numerosas variações do número de cópias (CNVs) associadas à CCA. A identificação destas CNVs permitiu associar novas regiões cromossómicas (*loci*) e síndromes ao CAC e compreender melhor os mecanismos fisiopatológicos desta malformação cerebral (75).

Um estudo recente avaliou a proporção de microrrearranjos cromossómicos em doentes com anomalia do corpo caloso e deficiência intelectual. Heide et al estudaram 149 doentes utilizando microarrays de ADN (SNP illumina). Foi identificada uma CNV provavelmente ou certamente patogénica em 13% dos casos. Os rearranjos mais frequentemente identificados foram duplicações invertidas com perda da extremidade terminal 8p (3,2%). Foram também identificadas outras CNVs recorrentes: deleções 6qter, 18q21, 1q43q44, 17p13.3, 14q12, 3q13, 3p26 e 3q26.

As recomendações actuais sugerem que o CAPA deve ser o exame de primeira linha para a ACC associada à deficiência intelectual (77). Não nos foi possível estudar a presença ou ausência de variações do número de cópias nos nossos doentes, à exceção de um único caso que deu negativo, devido à indisponibilidade do CAPA como teste de rotina na Tunísia.

5.2 Estudo molecular

A agenesia do corpo caloso é genética em 20 a 35% dos casos e pode ser monogénica ou poligénica. Estas ACCs poligénicas são frequentemente isoladas e estão ligadas à interação de numerosos genes modificadores (1,2).

As doenças metabólicas constituem uma entidade particular entre os ACCs monogénicos. As anomalias do CC são frequentemente do tipo hipoplásico, surgindo no período pós-natal e associadas a anomalias da substância branca. O quadro clínico combina frequentemente atraso no desenvolvimento, convulsões recorrentes e acidose metabólica. Podem estar associadas caraterísticas dismórficas específicas e/ou anomalias congénitas adicionais. A ACC é a malformação mais frequentemente encontrada na deficiência de piruvato desidrogenase (cerca de 30% dos casos), sendo também descrita na homocistinúria, na deficiência de dopa descarboxilase e na hiperglicemia sem cetose. (1).

Embora a ACC seja essencialmente genética, até à data foram identificados poucos genes (75). A utilização de técnicas de sequenciação de alto rendimento está a tornar cada vez mais possível identificar causas monogénicas de CCA, particularmente aquelas sem orientação clínica.

Graças à sequenciação de um painel de 423 genes conhecidos por estarem associados a malformações CC (painel de calossomas), um estudo recente identificou uma mutação patogénica em 16% dos doentes analisados com CCA isolada ou associada. Os genes envolvidos incluem *ARID1B* (9% dos casos), *ARX*, *MED12*, *FOXG1*, *SPTAN1*, *TUBA1A* e *ZBTB18*. A identificação de uma mutação *de novo* no gene *ARID1B* que leva ao aparecimento de um códão de paragem prematuro foi um dos principais resultados deste estudo. *O ARID1B* codifica uma subunidade do complexo SWI/SNF que desempenha um papel crucial na expressão de genes alvo durante o desenvolvimento. Sabe-se que as mutações neste gene estão envolvidas na síndrome de Coffin-Siris (OMIM #135900), que se caracteriza por uma identificação constante, RCIU, dismorfia ligeira e hipo/aplasia das unhas e das terceiras falanges, predominando nos quintos dedos das mãos e dos pés. Uma anomalia do CC (agenesia, disgenesia ou hipoplasia) foi encontrada em cerca de metade dos casos. A maioria dos doentes da coorte acima referida com uma mutação *ARID1B* apresentava um fenótipo compatível com a síndrome de Coffin-Siris, mas nenhum deles apresentava anomalias das falanges e dos dedos dos pés, o que explica o facto de este diagnóstico não ter sido feito em todos os doentes. Atualmente, sabe-se que as mutações *ARID1B* são a principal causa das anomalias do corpo caloso associadas à deficiência intelectual (78,79). No mesmo estudo, a sequenciação do exoma de casos calossómicos negativos identificou uma provável mutação patogénica em 30% dos doentes, e propôs a análise de novos genes candidatos para os restantes casos sem diagnóstico estabelecido.

Este estudo ilustra o valor da sequenciação de alto rendimento no diagnóstico de ACCs isolados ou ACCs sem orientação diagnóstica, mas também na identificação de novas causas monogénicas e de novos síndromes que possam estar associados à agenesia calosa.

6. ORIENTAÇÃO PARA O DIAGNOSTICO

6.1. Causas dos EAC

Embora a ACC seja essencialmente genética, 55-70% das etiologias da agenesia calosa não podem ser identificadas pela avaliação clínica (10,56). Esses casos de ACC para os quais não há orientação diagnóstica dificultam a interpretação das análises genéticas (10,75).

Para além disso, a etiologia da ACC não é genética numa parte destes doentes. De facto, a agenesia calosa está relacionada não só com factores genéticos, mas também com factores ambientais, nomeadamente causas infecciosas, tóxicas e isquémicas (1-3) [Tabela X].

***Mesa X**Causas de agenesia do corpo caloso (ACC).*

Causas	**Subtipo**	**Notas adicionais**	**Referência**
Genética	Anomalias cromossómica	As anomalias cromossómicas são identificadas pelo cariótipo em 13 a 17% dos ACCs.	(4,8,9)
	Variações do número de cópias (CNV): perda ou ganho	As CNVs *de novo* detectadas por chips de ADN são identificadas em 13% dos casos no período pós-natal.	(77)
	Doenças monogénicas (autossómica ou ligada ao X, transmissão mendeliana ou *de novo*)	Uma causa monogénica é identificada em 20 a 35% dos ACCs sindrómicos. As causas metabólicas representam uma entidade especial.	(10,56)
	Doenças poligénicas	Isto poderia explicar muitos casos de CCA sem causa identificável, particularmente agenesia isolada.	(2,21)
Ambiental	Exposição pré-natal a substâncias tóxicas	O exemplo mais conhecido é o do álcool. - Fenilcetonúria materna: Rara (especialmente desde que o rastreio neonatal foi introduzido em muitos países na década de 1960)	(1,2,6,7)
	Infecções pré-natais	- Exemplos: citomegalovírus, toxoplasmose, rubéola e gripe.	

		- Frequentemente com outras anomalias associadas.
	Causas hipóxicas/vasculares	Raro

O síndroma alcoólico fetal é um exemplo típico das causas tóxicas dos EAC (descrito em pormenor no capítulo "Caraterísticas especiais da gravidez" na página 40).

Entre as causas infecciosas, a toxoplasmose congénita, a infeção congénita por CMV e a rubéola congénita estão inconsistentemente associadas à EAC.

A causa anoxo-isquémica no período pré ou peri-natal é relatada em bebés prematuros. Foram descritas ACC nestes doentes, nomeadamente agenesia posterior do CC, associada a lesões de leucomalácia periventricular (80).

6.2. Penetração dos EAC sindrómicos

Mais de 200 síndromes com uma causa genética identificada, listadas na base de dados OMIM, estão associadas de forma mais ou menos consistente ao EAC (2,3).

As síndromes genéticas consistentemente associadas ao CAC são apresentadas na tabela XI.

Outras síndromes sem causa genética identificada estão também constantemente associadas à agenesia calosa, nomeadamente a síndrome de Aicardi (OMIM #304050), que se caracteriza por uma tríade que associa ACC, espasmos infantis e lacunas coriorretinianas. Está provavelmente associada a mutações de novo no cromossoma X (81,82).

Tabela XI*Síndromes genéticas consistentemente associadas à agenesia do corpo caloso (2).*

Síndro mes	**MIM**	**O**	**Gen e(s)**	**Heredita riedade**	**Outros sinais caraterísticos**	**Refe rência er(1 autor)**
Síndro me ACC-DI-coloboma-micrognatismo	0472	30	*IGB P1* (Xq13.1)	XLR	Colobo ma da íris ou do nervo ótico, DI	Grah am 2003 (83)
Síndro me de Chudley-McCullough	4213	60	*GP SM2* (1p13.3)	AR	Surdez, quisto inter-hemisférico, dispalésia cerebral/cerebe lar	Dohe rty 2012 (84)
Síndro me acrocálcica	0990	20	*KIF 7* (15q26.1) *Gli3* (7p14.1)	AR	Polidac tilia, MDW, DI	Ibisle r 2015 (85) Puto ux 2018 (86)
Síndro me de Hydrolethalus	6680 4120	23 61	*HY LS1* (11q24.2) *KIF 7* (15q26.1)	AR	Hidroc efalia, fusão talâmica, anomalias de giros	Paeta u 2008 (87) Puto ux 2011 (88)
Síndro me de anomalias genitais ACC (síndrome de Proud)	0004	30	*AR X* (Xp21.3)	XLR	DI, deformações genitais, contracturas dos membros, escoliose	Kato 2004 (89)
Polimicr ogiria	0031	61	*TU BB2B* (6p25.2)	AD	Polimi crogiria assimétrica, hipoplasia cerebelar	Jagli n 2009 (90)
Síndro me de Andermann	8000	21	*SLC 12A6* (15q14)	AR	Neurop atia periférica	How ard 2002 (91) Bow erman 2017 (92)

Desmosterolose	602398	*DHCR24* (1p32.3)	AR	Colesterol elevado, DF	Schaaf 2011 (93)
Hipoplasia cerebelopontina tipo 9	615809	*AMPD2* (1p13.3)	AR	Hipoplasia pontocerebelar	Kortüm 2018 (94)
Síndrome de Vici	242840	*EPG5* (18 q12.3-q21.1)	AR	Atraso de crescimento, hipopigmentação	Maillard 2017 (95)

AD: autossómica dominante, **ACC**: agenesia do corpo caloso, **AR**: autossómica recessiva, **DF**: dismorfia facial, **ID**: deficiência intelectual, **FP**: fenda palatina, **MDW**: malformação de Dandy-Walker, **XLR**: recessiva ligada ao X.

A CCA também é encontrada frequentemente, mas não de forma consistente, em certas síndromes, tais como: síndrome de Donnai-Barrow (quase todos os casos de (96)), síndrome de Meckel (57%), síndrome de Mowat-Wilson (43%), síndrome orofacial-digital tipo 1 (81%), síndrome de microdeleção 1q42-q44 (80%) e rearranjos do braço curto do cromossoma 8 (66% em tetrasomias em mosaico 8p). (2).

Entre as síndromes e anomalias genéticas identificadas na nossa série, a síndrome orofacial-digital tipo 1, a síndrome de Mowat-Wilson, a síndrome de Opitz e a trissomia em mosaico do cromossoma 8 são classicamente descritas em associação com a CCA [Tabela XII].

A variabilidade na penetrância desta malformação cerebral realça o envolvimento de outros factores genéticos e ambientais na ontogenia da CCA.

Tabela XII*Síndromes genéticas referidas nos nossos doentes.*

Síndrome (OMIM)	**Hereditariedade**	**Gene(s) maioritário(s) (*Locus*)**	**Sinais frequentes**	**Anomalias do SNC**	**[er]Referência (1 autor)**
Síndrome de Cockayne (#133540, #216400)	AR	*ERCC6* (10q11.23) e *ERCC8* (5q12.1)	- Atraso no desenvolvimento - RC progressiva e microcefalia - Lipoatrofia grave - Fotossensibilidade cutânea, surdez - Retinopatia pigmentar e/ou cataratas	Anomalias do SNC 83,5% : - Calcificações 55 - Anomalias de SB 38 - Atrofia - Anomalias do CC: hipoplasia ou atrofia (joelho, esplénio)	- Laugel 2013 (58) - Koob 2016 (97) - Wilson 2016 (98)

			- Hipoplasia do esmalte		
Síndrome Oro-Facio-Digital tipo 1 (OFD1; #311200)	XLD	*OFD1* (Xp22.2) (SNV ou CNV)	- Anomalias orais 95% (língua, esmalte e dentes) - DF 82,8 - Anomalias dos membros 88 - ID ligeira a moderada 46,1% - Doenças císticas	Anomalia do SNC 50% : - Anomalias CC 81,2% (ACCc) - Quistos inter-hemisféricos - Hipoplasia vermiana - Anomalias de giroscópio	- Bisschoff 2013 (99) - Bruel 2017 (100)

Síndrome de Joubert	AR XLR	>30 genes do cílio primário *OFD1* (Xp22.2)	- Atraso no desenvolvimento e identificação - Problemas respiratórios - Ataxia cerebelar - Anomalias oculares: apraxia oculomotora 80%, estrabismo 74%, nistagmo 72%, distrofia da retina	- Sinal do dente molar com hipoplasia ou agenesia de vermelhão 100%. - Aumento da fossa posterior em 42%, com um aspeto semelhante ao da MDW - Malrotação dos cavalos marinhos 28 - Ventriculomegalia 23 - Agenesia ou disgenesia do CC 9	- Poretti 2017 (101) - Wang 2018 (102) - Fleming 2017 (103) - Karp 2012 (104)

			- 30% dos rins e anomalias cardíacas - Polidactilia		
Síndrome *SPECC1L* (síndrome Opitz G/BBB tipo II) (#145410)	AD (casos *de novo* ou familiares)	Mutações missense *SPECC1L* (22q11.23)	- DF: hipertelorismo, FP oblíqua para baixo e para fora, ptose palpebral, dorso nasal largo, narinas antevertidas, filtro longo, micrognatia - Onfalocele, hérnia umbilical	Anomalia do SNC 67% : - Anomalias CC - Ventriculomegalia	Bhoj 2018 (105)

			- Útero bicorno - Atraso no desenvolvimento 61		
Síndrome de Mowat-Wilson (#235730)	AD *de novo*	ZEB2 (2q22.3) (mutações de truncagem ou missense)	- Caraterísticas DF: testa alta, sobrancelhas grossas e afinadas a meio, hipertelorismo, olhos grandes e profundos, ponte nasal larga com ponta redonda e columela proeminente,	Anomalia do SNC 96% : - Anomalias do CC 79,6% (agenesia completa ou parcial, hipoplasia) - Anomalias do hipocampo 77,8 - Dilatação dos ventrículos laterais 68,5	- Garavelli 2017 (106) - Ivanovski 2018 (107)

	boca aberta, lábio superior em forma de M, queixo triangular proeminente, lóbulos das orelhas antevertidos com ou sem depressão central. - ID moderada a grave e epilepsia 78 - Microcefalia 78% e baixa estatura 46%.	- Anomalias do SB

			- Doença de Hirschsprung 44 - Anomalias genitais (hipospádias 60%, criptorquidia 41%) e anomalias cardiovasculares 58%.		
Deficiência de serina	AR	*PHGDH* (1p12) ou *PSPH* (7p11.2)	- Microcefalia congénita e RCIU - Catarata congénita bilateral	- Lissencefalia 50% - Anomalias do CC 33%: agenesia ou hipoplasia	- El-Hattab 2016 (108) - Darouich 2016 (109)

			- Tetraplegia espástica e epilepsia - Atraso no desenvolvimento	- Hipoplasia do cerebelo 40 - MDW	
Tubulinopatias (#610031)	AD ou AR	Heterogeneidade dos genes	- Microcefalia congénita - Epilepsia - Anomalias oftalmológicas	Anomalias no desenvolvimento cortical e comissural	Romaniello 2018 e 2015 (66,110)
(*#612438*)	AD	*TUBB2B* (6p25.2)	- Frequentemente, atraso grave no desenvolvimento	- Polimicrogiria perisilviana ou da região central	

			- Atrofia ótica, estrabismo, ptose palpebral	- Agenesia ou hipoplasia do CC	
	AD *De novo*	*TUBB4A* (19p13.3)	- Atraso progressivo do desenvolvimento - Tamanho pequeno - Distonia, espasticidade - Paralisia oculomotora, nistagmo	- Leucodistrofia - Hipomielinização - Atrofia dos gânglios basais - Anomalias CC	
Síndrome de Borjeson-Forssman-Lehmann (#301900)	XLR	*PHF6* (Xq26.2)	- Hipotonia neonatal	- Anomalias de giroscópio - Heterotopia	- Jahani-Asl 2016 (54) - Birrell 2003 (111)

		- ID ligeira a grave, problemas de comportamento - DF: arcos orbitais salientes, enoftalmo, ptose palpebral - Obesidade 75%, baixa estatura - Anomalias genitais, ginecomastia na adolescência	- Ventriculomegalia - Anomalias do CC: agenesia ou hipoplasia

Síndrome de Seckel	AR	Heterogeneidade genética	- Nanismo proporcional pré-natal - Cabeça de pássaro DF: nariz bicudo, testa recuada, olhos proeminentes e micrognatia. - DI frequentemente ligeira a moderada, grave se associada a malformações do SNC	Malformações raras do SNC : - Anomalias do CC: hipoplasia ou agenesia - Simplificação dos *giros* - Anomalias de migração	- Shanske 1997 (112) -Faivre 2002 (113) - Verloes 1993 (114)

Síndrome de microdeleção 15q24	*De novo* (1,7 a 6,1 Mb)	Região mínima *CYP11A1*, *SEMA7A*, *CPLX3*, *ARID3B*, *STRA6*, *SIN3A* e *CSK*	- Hipotonia, ligeira a grave ID - DF: testa alta, hipertelorismo, epicanto, PF oblíqua para baixo e para fora, raiz nasal larga e deprimida, filtro longo e apagado, anomalias auriculares - Atraso de crescimento - Anomalias esqueléticas,	Anomalias na RMN 44 - Anomalias CC - Atrofia cortical - Displasia focal - Hipoplasia dos bolbos olfactivos	Magoulas e El-Hattab 2012 (115)

		genitais e oculares - Problemas de comportamento		
Mosaico da Trissomia 8	*De novo*	- ID ligeira a grave - DF, atraso de crescimento - Anomalias esqueléticas (vertebrais++), cardiovasculares e do trato urinário - Dobras palmares e	- ACC	Giraldo 2016 (59)

plantares profundas (75%)

-

Opacidades corneanas e estrabismo

(AD: autossómica dominante, AR: autossómica recessiva, ACC: agenesia do corpo caloso, CNV: variação do número de cópias, DF: dismorfia facial, FP: fenda palatina, MDW: malformação de Dandy-Walker, CNS: sistema nervoso central, SNV: *variação de nucleótido único*, XLD: X-linked dominante, XLR: X-linked recessivo).

6.3. Mecanismos fisiopatológicos dos ACCs

Os vários factores associados à agenesia calosa ocorrem em diferentes fases do desenvolvimento cerebral, o que permite classificar as ACC em cinco grupos (2,7) :

6.3.1. Anomalias na proliferação glial e/ou neuronal

Muitas das moléculas envolvidas na proliferação glial e/ou neuronal desempenham frequentemente um papel importante no desenvolvimento. Consequentemente, as anomalias CC resultantes da disfunção destas moléculas nunca são isoladas e fazem parte de EACs sindrómicos. Neste grupo, a agenesia calosa está frequentemente associada à microcefalia e à desorganização cortical. A presença destas anomalias corticais permite diferenciar este grupo das microcefalias primárias de transmissão autossómica recessiva. (2).

Entre as síndromes genéticas incluídas neste grupo, mencionámos as síndromes de Seckel, Cockayne, Mowat-Wilson e Borjeson-Forssman-Lehmann nos nossos doentes. Os genes respectivos destas síndromes, *SCKL* (*1*, *2* ou *4 a 10*), *ERCC* (em particular *6* e *8*), *ZEB2* e *PHF6*, codificam factores de transcrição e, portanto, regulam a expressão de outros genes envolvidos na proliferação celular.

Na síndroma de Mowat-Wilson, o fenótipo caloso varia dentro da mesma família. Esta penetrância variável da ACC poderia ser explicada pela presença de genes modificadores (116).

6.3.2. Anomalias na formação ou reconhecimento da linha média

Os defeitos na invaginação do prosencéfalo dorsal levam à formação de uma única vesícula oca (holoprosencefalia), com a consequente perda de todas as estruturas mediais, incluindo o corpo caloso. Esta condição pode afetar todo o telencéfalo, ou pode limitar-se às regiões caudal ou rostral. Neste último caso, o CC pode formar-se parcialmente, resultando em hipoplasia ou agenesia parcial.

De facto, pensa-se que este defeito na diverticulação telencefálica é responsável pela perda de um substrato através do qual os axónios calosos podem atravessar a linha média (117). Este substrato são as moléculas de orientação segregadas pelas células gliais da linha média para definir as trajectórias de migração dos axónios comissurais.

Entre as síndromes incluídas neste grupo, identificámos a síndrome de Joubert em três dos nossos doentes. Esta síndrome, ligada à disfunção do cílio primário (ciliopatia), pode ser devida a um defeito na expressão de KIF7. Esta proteína desempenha um papel central na via de sinalização *Sonic Hedgehog* (SHH), mantendo o equilíbrio entre as formas repressiva (GLI3R) e activadora (GLI3A) da proteína GLI3, um importante fator de transcrição nesta via. As mutações no *KIF7* conduzem a uma redução do GLI3R e à sobreexpressão dos genes alvo da via SHH. A via SHH desempenha um papel na regionalização ventral do tubo neural e é expressa pela notocorda, pela placa basal do tubo neural e pela placa pré-cordal. Estas estruturas interagem com o ectoderma sobrejacente para estabelecer a linha média. A haploinsuficiência de SHH em humanos é uma das principais causas de holoprosencefalia.

A ACC faz parte do espetro fenotípico de várias outras ciliopatias que partilham uma alteração na via da SHH, em particular as síndromes acro-calosa, hidroletal e de Meckel, nas quais a agenesia calosa é um sinal frequente. (2).

Para além disso, a síndrome orofacial-digital tipo 1, identificada num dos nossos doentes, está também classificada neste grupo de anomalias da linha média. Esta síndrome é devida a mutações no gene *OFD1*, que codifica uma proteína localizada no centrossoma e no corpo basal dos cílios primários.

6.3.3. Anomalias na migração e especialização dos neurónios da calosa

Este grupo de doenças está ligado a mutações em genes envolvidos quer na estrutura dos microtúbulos (tubulinas) quer na sua estabilização (*DCX, DCLK1*). O fenótipo é frequentemente grave, combinando ACC com lissencefalia e heterotopia nodular. Entre as síndromes mencionadas nos nossos doentes encontram-se as tubulinopatias, nas quais a agenesia calosa está associada a uma anomalia na migração neuronal.

Além disso, a síndrome ligada a mutações *SPECC1L* em dois dos nossos doentes poderia ser classificada neste grupo. Este gene codifica uma proteína que contém um domínio *coiled-coil* que assegura a sua dimerização e que pode desempenhar um papel crítico na organização do citoesqueleto de actina (www.genecards.org).

6.3.4. Anomalias da orientação axonal

Foram descritos casos raros de CCA em associação com esta anomalia do desenvolvimento cerebral, com exceção da síndrome crânio-fronto-nasal (OMIM #304110), que pode estar associada a mutações no gene *EFNB1*. Este gene codifica a proteína ephrin-B1, que é expressa pelas células gliais. As células gliais ajudam a definir as trajectórias migratórias dos axónios calosos. (2).

6.3.5. Anomalias da sinaptogénese

Várias deficiências enzimáticas estão incluídas neste grupo e estão associadas a hipoplasia do CC em vez de agenesia, o que pode estar ligado a um defeito no desenvolvimento pós-natal do sistema nervoso central ou a uma anomalia da substância branca. Exemplos destas etiologias incluem a deficiência de piruvato desidrogenase e a deficiência de serina. (2). Esta última foi referida num dos nossos doentes e está ligada a uma deficiência de uma das enzimas da via de biossíntese da L-serina: fosfoglicerato desidrogenase (PGDH), fosfoserina aminotransferase (PSAT) ou fosfoserina fosfatase (PSP) (108). A L-serina é um aminoácido expresso especificamente nos astrócitos, onde é o precursor da D-serina, o principal co-agonista dos receptores pós-sinápticos NMDAR (*receptores*

N-metil-d-aspartato), necessários para a atividade sináptica e a plasticidade. (118).

A desmosterolose (deficiência de 3-beta-hidroxisterol-delta24-redutase) e a síndrome de Smith-Lemli-Opitz (deficiência de 7-dehidrocolesterol redutase) são outras deficiências enzimáticas que podem estar associadas a uma anomalia CC e que foram classificadas neste grupo. (2). No entanto, estas duas doenças estão ligadas a um défice de síntese de colesterol, necessário não só para a mielinização, mas também para as modificações pós-traducionais do morfogénio SHH (119). Consequentemente, a ACC associada a estas duas deficiências enzimáticas poderia estar ligada a uma anomalia da linha média. (2).

7. CONSELHO DE GENETICA

7.1. Aconselhamento genético pré-natal

O aconselhamento genético depende principalmente do facto de ter ou não sido feito um diagnóstico etiológico.

Quando uma etiologia é identificada, trata-se muito frequentemente de uma forma sindrómica de agenesia calosa. Numerosos estudos demonstraram que o prognóstico da ACC é pior quando está associada a outras malformações cerebrais ou extra-cerebrais, e os casais podem considerar a interrupção médica da gravidez (IMG) para estes casos de agenesia calosa descoberta pré-natal (4,8). Assim, a ACC pode dar lugar a um pedido de interrupção da gravidez porque o nascituro é suscetível de sofrer de uma patologia particularmente grave nos termos do artigo 214.

Quando a investigação etiológica é negativa, e na ausência de factores de mau prognóstico (malformações cerebrais ou extra-cerebrais associadas), a agenesia CC é considerada isolada. Estas formas isoladas têm um prognóstico mais incerto, sendo que algumas formas são assintomáticas e outras estão associadas a perturbações do desenvolvimento de gravidade variável. (120). Embora o prognóstico para os CCA isolados seja, portanto, geralmente mais favorável, continua a ser incerto e torna o aconselhamento pré-natal complicado. Continua a ser difícil para o geneticista tranquilizar os casais quando a malformação aparece isolada no período pré-natal, em primeiro lugar porque pode estar associada a outras malformações descobertas após o nascimento e, em segundo lugar, porque a CCA isolada é frequentemente acompanhada por dificuldades cognitivas cujo impacto na autonomia e integração da criança é difícil de prever. (120). Não existe consenso sobre se se deve ou não continuar a gravidez em ACCs aparentemente isolados. Na nossa série, dada a natureza isolada das anomalias cerebrais descobertas no período pré-natal, não foi proposta a interrupção da gravidez.

7.2. Aconselhamento genético pós-natal

Ao identificar as causas genéticas do ACC, os casais podem receber aconselhamento genético adequado, tanto em termos de prognóstico como de risco de recorrência.

Quando uma síndrome é evocada clinicamente, um risco de recorrência, baseado no modo de transmissão desta patologia, poderia ser explicado ao casal, mesmo na ausência de confirmação genética. No entanto, dada a heterogeneidade intra-familiar, o prognóstico permanece incerto.

Apesar da presença de uma referenciação diagnóstica em cerca de 40% dos nossos doentes, não foi efectuada qualquer confirmação genética. O diagnóstico molecular pré-natal não pôde, portanto, ser proposto e apenas foi recomendado o acompanhamento ecográfico por um médico especialista, mesmo nos casos com baixo risco de recorrência.

Para além da monitorização por ultra-sons, o risco de recorrência não pode ser estimado para os casos de agenesia calosa sem orientação diagnóstica.

As consequências da ACC são, por isso, muitas vezes difíceis de determinar com certeza e, por vezes, só o acompanhamento da criança nos permitirá avaliar a verdadeira extensão e gravidade da doença. O acompanhamento precoce e prolongado do desenvolvimento destas crianças é essencial para prestar cuidados adequados a cada criança e para melhorar os nossos conhecimentos sobre esta malformação, com vista a adaptar o aconselhamento genético prestado aos casais no período pré-natal.

Conclusão

CONCLUSÃO

A agenesia do corpo caloso (ACC) é a malformação cerebral mais comum. Corresponde a uma ausência total ou parcial da formação desta principal comissura inter-hemisférica.

A CCA pode ser isolada ou associada a outras malformações (malformações cerebrais ou extra-cerebrais). A sua expressão clínica varia desde formas assintomáticas, em que a CCA é descoberta por acaso, até formas sindrómicas com deficiência intelectual grave.

A agenesia calosa, tanto isolada como sindrómica, é altamente heterogénea do ponto de vista genético e faz parte de uma síndrome conhecida em cerca de um terço dos casos. Uma causa genética é identificada em 30 a 45% dos casos.

Os objectivos do nosso trabalho foram determinar as caraterísticas epidemiológicas e clínicas da agenesia sindrómica do corpo caloso e salientar a importância do exame clínico na orientação etiológica destes ACCs.

Ao compararmos os nossos resultados com os dados da literatura, pudemos fazer as seguintes observações:

Dados epidemiológicos:

- A idade dos doentes na primeira consulta era jovem, o que se explica pelo facto de os doentes incluídos no nosso estudo serem portadores de CCA sindrómico, uma vez que as formas assintomáticas com descoberta fortuita e tardia de CCA na imagiologia cerebral não são recrutadas no nosso serviço.
- A maioria dos nossos doentes era do norte da Tunísia, o que se explica por um viés de recrutamento.
- A consanguinidade foi observada em 38% dos casos e pensa-se que é um fator de risco para a CCA, que faz parte das síndromes de herança autossómica recessiva.

- A idade média da mãe no momento da conceção foi ligeiramente superior à idade média das parturientes na Tunísia, o que está de acordo com a literatura, e pensa-se que esteja relacionada com o maior risco de anomalias cromossómicas, que está correlacionado com a idade materna.

Em termos de diagnóstico pré-natal, os sinais pré-natais foram encontrados na ecografia do segundo trimestre em apenas 16% dos casos. Esta baixa taxa, comparada com a relatada na literatura (60-90%), pode ser explicada pelo facto de a ecografia do segundo trimestre não ter sido realizada de forma sistemática por um médico especializado em imagiologia fetal. Entre as nossas pacientes que apresentavam sinais pré-natais, o cariótipo fetal, que deveria ser sistematicamente indicado, só foi efectuado em dois casos e foi normal.

Dados clínicos:

- A maioria dos nossos doentes foi referenciada por atraso de desenvolvimento, deficiência intelectual e/ou malformação(ões) cerebral(ais).

- Os sinais mais frequentes revelados pelo exame clínico foram: a microcefalia, mais frequente na nossa série do que na literatura; o atraso de crescimento; a dismorfia facial, quase constante, mas apenas sugestiva de uma determinada síndrome em cerca de 10% dos casos; as anomalias músculo-esqueléticas, sobretudo dos membros; e as anomalias dos órgãos genitais externos, apenas encontradas nos doentes do sexo masculino. Sessenta e nove por cento dos doentes tinham problemas visuais e 22% eram surdos. A cardiopatia congénita foi identificada em 23,5% dos casos.

- Em consonância com a literatura, o nosso estudo encontrou um desfecho neurológico desfavorável em doentes com CCA sindrómica (associada a anomalias cerebrais ou extra-cerebrais). Verificámos atraso na aquisição motora em 78% dos casos, atraso na linguagem em 85% dos casos, deficiência intelectual constante em doentes com mais de três anos e epilepsia em 41% dos casos.

- Foram registados problemas de comportamento em 10 doentes, com predominância de caraterísticas de perturbações do espetro do autismo.

Relativamente aos dados de ressonância magnética do cérebro:

- De acordo com a literatura, a agenesia completa foi predominante na nossa série e a maioria das formas parciais eram posteriores.

- Na nossa série, os sinais indirectos foram identificados em cerca de 88% dos casos, não havendo diferença significativa entre as formas completa e parcial, enquanto na literatura estes sinais estão mais associados à agenesia completa.

- A agenesia calosa esteve associada a outra(s) anomalia(s) encefálica(s) em 57% dos casos, com predomínio de anomalias corticais e/ou de migração neuronal e anomalias da fossa posterior, o que é consistente com os dados da literatura. A presença destas malformações cerebrais é um fator de mau prognóstico para o desenvolvimento neurocognitivo das crianças com CCA.

Em termos de diagnóstico etiológico, as técnicas citogenéticas identificaram uma anomalia cromossómica num doente (trissomia 8 em mosaico). Os estudos moleculares dirigidos foram normais. A sequenciação de alto rendimento não foi efectuada em nenhum doente, uma vez que não está disponível como procedimento de diagnóstico de rotina na Tunísia.

Graças ao estudo clínico de cada doente, foi possível orientar o diagnóstico em mais de 37% (16/43) das famílias e fornecer um aconselhamento genético adequado, apesar da ausência de confirmação citogenética ou molecular.

Por último, tencionamos completar este trabalho com um estudo etiológico utilizando técnicas de citogenética molecular (ACPA) e de biologia molecular (sequenciação orientada ou de alto rendimento) nos nossos doentes, com vista a :

- Procura de uma correlação genótipo-fenótipo nos doentes estudados.

- Proporcionar aos casais um aconselhamento genético adequado e oferecer-lhes um diagnóstico pré-natal para evitar a recorrência desta anomalia nas formas familiares.

- Identificar novas causas genéticas, anomalias cromossómicas ou causas genéticas, de agenesia do corpo caloso sem orientação diagnóstica.

Bibliografia

BIBLIOGRAFIA

1. Palmer EE, Mowat D. Agenesia do corpo caloso: uma abordagem clínica ao diagnóstico. Am J Med Genet C Semin Med Genet. junho de 2014;166C(2):184-97.

2. Edwards TJ, Sherr EH, Barkovich AJ, Richards LJ. Achados clínicos, genéticos e de imagem identificam novas causas para síndromes de desenvolvimento do corpo caloso. Brain J Neurol. junho de 2014;137(Pt 6):1579-613.

3. Leombroni M, Khalil A, Liberati M, D'Antonio F. Anomalias da linha média fetal: Diagnóstico e aconselhamento Parte 1: Anomalias do corpo caloso. Eur J Paediatr Neurol EJPN Off J Eur Paediatr Neurol Soc. nov 2018;22(6):951-62.

4. Romaniello R, Marelli S, Giorda R, Bedeschi MF, Bonaglia MC, Arrigoni F, et al. Caracterização clínica, genética e acompanhamento a longo prazo de uma grande coorte de pacientes com agenesia do corpo caloso. J Child Neurol. 2017;32(1):60-71.

5. Folliot-Le Doussal L, Chadie A, Brasseur-Daudruy M, Verspyck E, Saugier-Veber P, Marret S, et al. Resultado do neurodesenvolvimento na agenesia isolada do corpo caloso diagnosticada no pré-natal. Early Hum Dev. 2018;116:9-16.

6. des Portes V, Rolland A, Velazquez-Dominguez J, Peyric E, Cordier M-P, Gaucherand P, et al. Outcome of isolated agenesis of the corpus callosum: A population-based prospective study. Eur J Paediatr Neurol EJPN Off J Eur Paediatr Neurol Soc. Jan 2018;22(1):82-92.

7. Paul LK, Brown WS, Adolphs R, Tyszka JM, Richards LJ, Mukherjee P, et al. Agenesis of the corpus callosum: genetic, developmental and functional aspects of connectivity. Nat Rev Neurosci. abril de 2007;8(4):287-99.

8. Ballardini E, Marino P, Maietti E, Astolfi G, Neville AJ. Prevalência e fatores associados à agenesia do corpo caloso em Emilia Romagna (1981-2015). Eur J Med Genet. Set 2018;61(9):524-30.

9. Glass HC, Shaw GM, Ma C, Sherr EH. Agenesis of the Corpus Callosum in California 1983-2003: A Population-Based Study (Agenesia do corpo caloso na Califórnia 1983-2003: um estudo de base populacional). Am J Med Genet A. 2008 Oct 1;146A(19):2495-500.

10. Schell-Apacik CC, Wagner K, Bihler M, Ertl-Wagner B, Heinrich U, Klopocki E, et al. Agenesis and dysgenesis of the corpus callosum: clinical, genetic and neuroimaging findings in a series of 41 patients. Am J Med Genet A. 1 de outubro de 2008;146A(19):2501-11.

11. Ben Halim N, Ben Alaya Bouafif N, Romdhane L, Kefi Ben Atig R, Chouchane I, Bouyacoub Y, et al. Consanguinidade, endogamia e doenças genéticas na Tunísia. J Community Genet. abril de 2013;4(2):273-84.

12. Sztriha L. Spectrum of corpus callosum agenesis. Pediatr Neurol. Fev. 2005;32(2):94-101.

13. Al-Gazali L, Hamamy H. Consanguinidade e dismorfologia em árabes. Hum Hered. 2014;77(1-4):93-107.

14. Bittles AH. Consanguineous marriage and childhood health (Casamento consanguíneo e saúde infantil). Dev Med Child Neurol. agosto de 2003;45(8):571-6.

15. Ben Halim N, Hsouna S, Lasram K, Rejeb I, Walha A, Talmoudi F, et al. Impacto diferencial dos casamentos consanguíneos nas doenças autossómicas recessivas na Tunísia. Am J Hum Biol Off J Hum Biol Counc. Apr 2016;28(2):171-80.

16. El Mhamdi S, Ben Salem K, Bouanene I, Soussi Soltani M. [Observação cronológica das caraterísticas epidemiológicas dos indicadores perinatais na região sanitária de Monastir (Tunísia) entre 1994 e 2008]. Sante Publique Vandoeuvre--Nancy Fr. agosto de 2011;23(4):287-95.

17. Zhang X-H, Qiu L-Q, Ye Y-H, Xu J. Chromosomal abnormalities: subgroup analysis by maternal age and perinatal features in zhejiang province of China, 2011-2015. Ital J Pediatr. maio de 2017;43:47.

18. Kim YJ, Lee JE, Kim SH, Shim SS, Cha DH. Taxas específicas da idade materna de anomalias cromossómicas fetais em mulheres grávidas coreanas de idade materna avançada. Obstet Gynecol Sci. maio de 2013;56(3):160-6.

19. Hunter N. Recombinação meiótica: a essência da hereditariedade. Cold Spring Harb Perspect Biol.Dec 2017;7(12):a016618.

20. Riley EP, Mattson SN, Sowell ER, Jernigan TL, Sobel DF, Jones KL. Abnormalities of the corpus callosum in children prenatally exposed to alcohol. Alcohol Clin Exp Res. Oct 1995;19(5):1198-202.

21. Paul LK. Malformação do desenvolvimento do corpo caloso: uma revisão do desenvolvimento típico do corpo caloso e exemplos de distúrbios do desenvolvimento com envolvimento do corpo caloso. J Neurodev Disord. março de 2011;3(1):3-27.

22. Bookstein FL, Sampson PD, Connor PD, Streissguth AP. Midline corpus callosum is a neuroanatomical focus of fetal alcohol damage. Anat Rec. 15 de junho de 2002;269(3):162-74.

23. Caputo C, Wood E, Jabbour L. Impact of fetal alcohol exposure on body systems: A systematic review. Birth Defects Res Part C Embryo Today Rev. junho de 2016;108(2):174-80.

24. Kiecker C. The chick embryo as a model for the effects of prenatal exposure to alcohol on craniofacial development. Dev Biol. 15 2016;415(2):314-25.

25. Kietzman HW, Everson JL, Sulik KK, Lipinski RJ. The teratogenic effects of prenatal ethanol exposure are exacerbated by Sonic Hedgehog or GLI2 haploinsufficiency in the mouse. PloS One. 2014;9(2):e89448.

26. Denny L, Coles S, Blitz R. Síndrome alcoólica fetal e distúrbios do espetro alcoólico fetal. Am Fam Physician. 15 de outubro de 2017;96(8):515-22.

27. Vallée L, Cuvellier JC. Foetal alcohol syndrome: central nervous system lesions and clinical phenotype. Pathol Biol (Paris), novembro de 2001;49(9):732-7.

28. Yu R, Deochand C, Krotow A, Leão R, Tong M, Agarwal AR, et al. Tobacco Smoke-Induced Brain White Matter Myelin Dysfunction: Potential Co-Fator Role of Smoking in Neurodegeneration. J Alzheimers Dis JAD. 2016;50(1):133-48.

29. Umene-Nakano W, Yoshimura R, Kakeda S, Watanabe K, Hayashi K, Nishimura J, et al. Abnormal white matter integrity in the corpus callosum among smokers: tract-based spatial statistics. PloS One. 2014;9(2):e87890.

30. Hudkins M, O'Neill J, Tobias MC, Bartzokis G, London ED. Cigarette smoking and white matter microstructure. Psychopharmacology (Berl). maio de 2012;221(2):285-95.

31. Assistência médica à procriação (AMP) [Internet]. Inserm - Ciência para a saúde. [citado 11 abr 2019]. Disponível em: https://www.inserm.fr/information-en-sante/dossiers-information/assistance-medicale-procreation-amp

32. Volpe P, Paladini D, Resta M, Stanziano A, Salvatore M, Quarantelli M, et al. Caraterísticas, associações e resultados da agenesia parcial do corpo caloso no feto. Ultrasound Obstet Gynecol Off J Int Soc Ultrasound Obstet Gynecol. maio de 2006;27(5):509-16.

33. Richards LJ, Plachez C, Ren T. Mechanisms regulating the development of the corpus callosum and its agenesis in mouse and human. Clin Genet. outubro de 2004;66(4):276-89.

34. Tanaka-Arakawa MM, Matsui M, Tanaka C, Uematsu A, Uda S, Miura K, et al. Developmental changes in the corpus callosum from infancy to early adulthood: a structural magnetic resonance imaging study. PloS One. 2015;10(3):e0118760.

35. Paulet E, Delorme B, Loisiel D, Lepinard C, Triau S, Boussion F, et al. Place de l'IRM fœtale dans la prise en charge des agénésies du corps calleux. Feuillets de Radiologie.oct 2005;45(5):363-371.

36. De Keersmaecker B, Pottel H, Naulaers G, De Catte L. Desenvolvimento Sonográfico da Vascularização Pericallosal no Primeiro e no Início do Segundo Trimestre da Gravidez. AJNR Am J Neuroradiol. 2018;39(3):589-96.

37. Pilu G, Sandri F, Perolo A, Pittalis MC, Grisolia G, Cocchi G, et al. Sonography of fetal agenesis of the corpus callosum: a survey of 35 cases. Ultrasound Obstet Gynecol Off J Int Soc Ultrasound Obstet Gynecol. 1 Sept 1993;3(5):318-29.

38. Pashaj S, Merz E. Deteção de anormalidades do corpo caloso fetal por meio de ultrassom 3D. Ultraschall Med Stuttg Ger 1980. Abr 2016;37(2):185-94.

39. Karl K, Esser T, Heling KS, Chaoui R. Rácio Cavum septi pellucidi (CSP): um marcador de agenesia parcial do corpo caloso fetal. Ultrassom Obstétrico Ginecológico Off J Int Soc Ultrassom Obstétrico Ginecológico. setembro de 2017; 50 (3): 336-41.

40 Zhao D, Wang B, Cai A. Utility of indirect sonographic signs (including cavum septum pellucidum ratio) in midgestational screening for partial agenesis of corpus callosum. J Clin Ultrasound JCU. 5 de março de 2019; 1-5.

41. Jarre A, Llorens Salvador R, Montoliu Fornas G, Montoya Filardi A. Valor da ressonância magnética cerebral quando a ultrassonografia levanta suspeita de agenesia do corpo caloso em fetos. Radiologia. junho de 2017;59(3):226-31.

42. Fratelli N, Papageorghiou AT, Prefumo F, Bakalis S, Homfray T, Thilaganathan B. Outcome of prenatally diagnosed agenesis of the corpus callosum. Prenat Diagn. June 2007;27(6):512-7.

43. Manevich-Mazor M, Weissmann-Brenner A, Bar Yosef O, Hoffmann C, Mazor RD, Mosheva M, et al. Valor acrescentado da RM fetal na avaliação de anomalias fetais do corpo caloso: uma análise retrospetiva de 78 casos. Ultraschall Med Stuttg Ger 1980. 2018;39(5):513-25.

44. Falip C, Hornoy P, Bellaïche AEM, Merzoug V, Adamsbaum C. Ressonância magnética (RM) do cérebro fetal: indicações, aspectos normais e patológicos. Revue neurologique 2009; 165(11):875-888.

45. Manganaro L, Bernardo S, De Vito C, Antonelli A, Marchionni E, Vinci V, et al. Papel da RM fetal na avaliação da disgenesia isolada e não isolada do corpo caloso: resultados de um estudo transversal. Prenat Diagn. março de 2017;37(3):244-52.

46. Rüland AM, Gloning K-P, Albig M, Kagan K-O, Hammer R, Schälike M, et al. A Incidência de Aberrações Cromossómicas na Agenesia Isolada do Corpo Caloso diagnosticada no pré-natal. Ultraschall Med Stuttg Ger 1980. dez 2017;38(6):626-32.

47. Jeret JS, Serur D, Wisniewski KE, Lubin RA. Clinicopathological findings associated with agenesis of the corpus callosum. Brain Dev. 1987;9(3):255-64.

48. Shevell MI. Perfil clínico e diagnóstico da agenesia do corpo caloso. J Child Neurol. Dez 2002;17(12):896-900.

49. Kim YU, Park ES, Jung S, Suh M, Choi HS, Rha D-W. Caraterísticas clínicas e anormalidades associadas em crianças e adolescentes com anomalias do corpo caloso. Ann Rehabil Med. Fev. 2014;38(1):138-43.

50 Goodyear PW, Bannister CM, Russell S, Rimmer S. Outcome in prenatally diagnosed fetal agenesis of the corpus callosum. Fetal Diagn Ther. junho de 2001;16(3):139-45.

51. Al-Hashim AH, Blaser S, Raybaud C, MacGregor D. Anomalias do corpo caloso: correlações neurorradiológicas e clínicas. Dev Med Child Neurol. 2016;58(5):475-84.

52. Chen C-P, Lin S-P, Chang T-Y, Chiu N-C, Shih S-L, Lin C-J, et al. Perinatal imaging findings of inherited Sotos syndrome. Prenat Diagn. Oct 2002;22(10):887-92.

53. Gardiner K, Chitayat D, Choufani S, Shuman C, Blaser S, Terespolsky D, et al. Anomalias cerebrais em pacientes com síndrome de Beckwith-Wiedemann. Am J Med Genet A. junho de 2012;158A(6):1388-94.

54. Jahani-Asl A, Cheng C, Zhang C, Bonni A. Patogênese da Síndrome de Börjeson-Forssman-Lehmann: Insights da Função PHF6. Neurobiol Dis. Dez 2016;96:227-35.

55. Szabó N, Gergev G, Kóbor J, Bereg E, Túri S, Sztriha L. Corpus callosum anomalies: birth prevalence and clinical spectrum in Hungary. Pediatr Neurol. junho de 2011;44(6):420-6.

56. Bedeschi MF, Bonaglia MC, Grasso R, Pellegri A, Garghentino RR, Battaglia MA, et al. Agenesis of the corpus callosum: clinical and genetic study in 63 young patients. Pediatr Neurol. março de 2006;34(3):186-93.

57. Zhang W, Taylor SP, Ennis HA, Forlenza KN, Duran I, Li B, et al. Expandindo a arquitetura genética e o espetro fenotípico nas ciliopatias esqueléticas. Hum Mutat. 2018;39(1):152-66.

58. Laugel V. Síndrome de Cockayne: o espetro clínico e mutacional em expansão. Mech Ageing Dev. junho de 2013;134(5-6):161-70.

59. Giraldo G, Gómez AM, Mora L, Suarez-Obando F, Moreno O. Mosaic trisomy 8 detected by fibroblasts culture of skin. Colomb Médica CM. 47(2):100-4.

60. Margari L, Palumbi R, Campa MG, Operto FF, Buttiglione M, Craig F, et al. Manifestações clínicas em crianças e adolescentes com anormalidades do corpo caloso. J Neurol. Out 2016;263(10):1939-45.

61. Neal JB, Filippi CG, Mayeux R. Variabilidade morfométrica das caraterísticas de neuroimagem em crianças com agenesia do corpo caloso. BMC Neurol. 25 Jul 2015;15:116.

62. Lábadi B, Beke AM. Compreensão do estado mental em crianças com agenesia do corpo caloso. Front Psychol. 2017;8:94.

63. Paul LK, Corsello C, Kennedy DP, Adolphs R. Agenesia do corpo caloso e autismo: uma comparação abrangente. Brain J Neurol. junho de 2014;137(Pt 6):1813-29.

64. Volkmar F, Chawarska K, Klin A. Autism in infancy and early childhood. Annu Rev Psychol. 2005;56:315-36.

65. Badaruddin DH, Andrews GL, Bölte S, Schilmoeller KJ, Schilmoeller G, Paul LK, et al. Social and behavioral problems of children with agenesis of the corpus callosum. Child Psychiatry Hum Dev. Dec 2007;38(4):287-302.

66. Romaniello R, Arrigoni F, Bassi MT, Borgatti R. Mutações nos genes codificadores de α- e β-tubulina: implicações nas malformações cerebrais. Brain Dev. março de 2015;37(3):273-80.

67. Welch KO, Tekin M, Nance WE, Blanton SH, Arnos KS, Pandya A. Chudley-McCullough syndrome: expanded phenotype and review of the literature. Am J Med Genet A. 15 de maio de 2003;119A(1):71-6.

68. Chassaing N, Lacombe D, Carles D, Calvas P, Saura R, Bieth E. Donnai-Barrow syndrome: four additional patients. Am J Med Genet A. 1 Sep 2003;121A(3):258-62.

69. Hanna RM, Marsh SE, Swistun D, Al-Gazali L, Zaki MS, Abdel-Salam GM, et al. Distinguir 3 classes de anomalias do corpo caloso em famílias consanguíneas. Neurology. 25 Jan 2011;76(4):373-82.

70. Mordefroid M, Grabar S, André C, Merzoug V, Moutard M, Adamsbaum C. [Partial corpus callosum agenesis]. J Radiol. Nov 2004;85(11):1915-26.

71. Gelot A, Esperandieu O, Pompidou A. [Histogenesis of the corpus callosum]. Neurosurgery. maio de 1998;44(1 Suppl):61-73.

72. Knezović V, Kasprian G, Štajduhar A, Schwartz E, Weber M, Gruber GM, et al. Subdesenvolvimento do hipocampo humano na agenesia calosa: um estudo de ressonância magnética fetal in vivo. AJNR Am J Neuroradiol. março de 2019; 40 (3): 576-81.

73. Zolotushko J, Flusser H, Markus B, Shelef I, Langer Y, Heverin M, et al. O fenótipo da desmosterolose: espasticidade, microcefalia e micrognatia com agenesia do corpo caloso e perda de substância branca. Eur J Hum Genet EJHG. setembro de 2011;19(9):942-6.

74. Lieb JM, Ahlhelm FJ. [Agenesia do corpo caloso]. Radiol. Jul 2018;58(7):636-45.

75. O'Driscoll MC, Black GCM, Clayton-Smith J, Sherr EH, Dobyns WB. Identification of genomic loci contributing to agenesis of the corpus callosum. Am J Med Genet A. setembro de 2010;152A(9):2145-59.

76. Chang Q, Zhong M, Yu Y, Xiong L, Chen C, Chen G, et al. [Diagnóstico pré-natal de agenesia do corpo caloso e sua relação com anormalidades cromossômicas fetais]. Zhonghua Fu Chan Ke Za Zhi. nov 2013;48(11):810-4.

77. Heide S, Keren B, Billette de Villemeur T, Chantot-Bastaraud S, Depienne C, Nava C, et al. Variações do número de cópias encontradas em pacientes com anormalidade do corpo caloso e deficiência intelectual. J Pediatr. 2017;185:160-166.e1.

78. Mignot C, Moutard M-L, Rastetter A, Boutaud L, Heide S, Billette T, et al. As mutações ARID1B são a principal causa genética de anomalias do corpo caloso em pacientes com deficiência intelectual. Brain J Neurol. 01 2016;139(11):e64.

79. Edwards TJ, Sherr EH, Barkovich AJ, Richards LJ. Reply: ARID1B mutations are the major genetic cause of corpus callosum anomalies in patients with intellectual disability. Brain J Neurol. 01 2016;139(11):e65.

80. Thompson DK, Inder TE, Faggian N, Johnston L, Warfield SK, Anderson PJ, et al. Caracterização do corpo caloso em bebés muito pré-termo e a termo utilizando a ressonância magnética. NeuroImage. 15 de março de 2011;55(2):479-90.

81. Prontera P, Bartocci A, Ottaviani V, Isidori I, Rogaia D, Ardisia C, et al. Síndrome de Aicardi associada ao desequilíbrio genômico autossômico: Coincidência ou evidência de herança autossômica com expressão limitada ao sexo? Mol Syndromol. 2013;4(4):197-202.

82. Govil-Dalela T, Kumar A, Agarwal R, Chugani HT. Agenesia do corpo caloso e síndrome de Aicardi: uma comparação clínica e de neuroimagem. Pediatr Neurol. 2017;68:44-48.e2.

83. Graham JM, Wheeler P, Tackels-Horne D, Lin AE, Hall BD, May M, et al. Uma nova síndrome ligada ao X com agenesia do corpo caloso, atraso mental, coloboma, micrognatia e uma mutação no gene Alpha 4 em Xq13. Am J Med Genet A. 15 Nov 2003;123A(1):37-44.

84. Doherty D, Chudley AE, Coghlan G, Ishak GE, Innes AM, Lemire EG, et al. As mutações GPSM2 causam malformações cerebrais e perda auditiva na síndrome de Chudley-McCullough. Am J Hum Genet. 8 de junho de 2012;90(6):1088-93.

85. Ibisler A, Hehr U, Barth A, Koch M, Epplen JT, Hoffjan S. Novel KIF7 Mutation in a Tunisian Boy with Acrocallosal Syndrome: Case Report and Review of the Literature. Mol Syndromol. outubro de 2015;6(4):173-80.

86. Putoux A, Baas D, Paschaki M, Morlé L, Maire C, Attié-Bitach T, et al. Altered GLI3 and FGF8 signaling underlies Acrocallosal syndrome phenotypes in Kif7 depleted mice. Hum Mol Genet. 15 Nov 2018;

87. Paetau A, Honkala H, Salonen R, Ignatius J, Kestilä M, Herva R. Hydrolethalus syndrome: neuropathology of 21 cases confirmed by HYLS1 gene mutation analysis. J Neuropathol Exp Neurol. agosto de 2008;67(8):750-62.

88. Putoux A, Thomas S, Coene KLM, Davis EE, Alanay Y, Ogur G, et al. As mutações no gene KIF7 causam as síndromes de hidroletalo fetal e acrocallosal. Nat Genet. junho de 2011;43(6):601-6.

89. Kato M, Das S, Petras K, Kitamura K, Morohashi K, Abuelo DN, et al. Mutações do ARX estão associadas a uma pleiotropia marcante e a uma correlação genótipo-fenótipo consistente. Hum Mutat. Feb 2004;23(2):147-59.

90. Jaglin XH, Poirier K, Saillour Y, Buhler E, Tian G, Bahi-Buisson N, et al. Mutações no gene da beta-tubulina TUBB2B resultam em polimicrogiria assimétrica. Nat Genet. junho de 2009;41(6):746-52.

91. Howard HC, Dubé M-P, Prévost C, Bouchard J-P, Mathieu J, Rouleau GA. Fine mapping the candidate region for peripheral neuropathy with or without agenesis of the corpus callosum in the French Canadian population. Eur J Hum Genet EJHG. julho de 2002;10(7):406-12.

92. Bowerman M, Salsac C, Bernard V, Soulard C, Dionne A, Coque E, et al. A perda de função do KCC3 contribui para a síndrome de Andermann ao induzir defeitos da junção neuromuscular dependentes da atividade. Neurobiol Dis. outubro de 2017;106:35-48.

93. Schaaf CP, Koster J, Katsonis P, Kratz L, Shchelochkov OA, Scaglia F, et al. Desmosterolosis-phenotypic and molecular characterization of a third case and review of the literature. Am J Med Genet A. Jul 2011;155A(7):1597-604.

94. Kortüm F, Jamra RA, Alawi M, Berry SA, Borck G, Helbig KL, et al. Clinical and genetic spectrum of AMPD2-related pontocerebellar hypoplasia type 9. Eur J Hum Genet EJHG. 2018;26(5):695-708.

95. Maillard C, Cavallin M, Piquand K, Philbert M, Bault JP, Millischer AE, et al. Apresentações pré-natais e pós-natais de agenesia do corpo caloso com polimicrogiria causada por mutação EGP5. Am J Med Genet A. março de 2017;173(3):706-11.

96. Khalifa O, Al-Sahlawi Z, Imtiaz F, Ramzan K, Allam R, Al-Mostafa A, et al. Padrão de expressão variável na síndrome de Donnai-Barrow: Relatório de duas novas mutações LRP2 e revisão da literatura. Eur J Med Genet. maio de 2015;58(5):293-9.

97. Koob M, Rousseau F, Laugel V, Meyer N, Armspach J-P, Girard N, et al. Síndrome de Cockayne: uma imagem de tensor de difusão e estudo volumétrico. Br J Radiol. nov 2016;89(1067):20151033.

98. Wilson BT, Stark Z, Sutton RE, Danda S, Ekbote AV, Elsayed SM, et al. O estudo da História Natural da Síndrome de Cockayne (CoSyNH): achados clínicos em 102 indivíduos e recomendações para cuidados. Genet Med Off J Am Coll Med Genet. maio de 2016;18(5):483-93.

99. Bisschoff IJ, Zeschnigk C, Horn D, Wellek B, Rieß A, Wessels M, et al. Novas mutações incluindo deleções de todo o gene OFD1 em 30 famílias com síndrome orofaciodigital tipo I: um estudo da extensa variabilidade clínica. Hum Mutat. Jan 2013;34(1):237-47.

100. Bruel A-L, Franco B, Duffourd Y, Thevenon J, Jego L, Lopez E, et al. Quinze anos de investigação sobre as síndromes orais-faciais-digitais: de 1 a 16 genes causais. J Med Genet. 2017;54(6):371-80.

101. Poretti A, Snow J, Summers AC, Tekes A, Huisman TAGM, Aygun N, et al. Joubert syndrome: neuroimaging findings in 110 patients in correlation with cognitive function and genetic cause. J Med Genet. 2017;54(8):521-9.

102. Wang SF, Kowal TJ, Ning K, Koo EB, Wu AY, Mahajan VB, et al. Review of Ocular Manifestations of Joubert Syndrome. Genes (Basileia). 2018 Dec 4;9(12).

103. Fleming LR, Doherty DA, Parisi MA, Glass IA, Bryant J, Fischer R, et al. Avaliação Prospetiva da Doença Renal na Síndrome de Joubert. Clin J Am Soc Nephrol CJASN. 7 de dezembro de 2017;12(12):1962-73.

104. Karp N, Grosse-Wortmann L, Bowdin S. Estenose aórtica grave, válvula aórtica bicúspide e defeito do septo atrial numa criança com Síndrome de Joubert e Distúrbios Relacionados (JSRD) - um relato de caso e revisão de defeitos cardíacos congénitos relatados nas ciliopatias humanas. Eur J Med Genet. Nov 2012;55(11):605-10.

105. Bhoj EJ, Haye D, Toutain A, Bonneau D, Nielsen IK, Lund IB, et al. Espectro fenotípico associado às variantes patogénicas SPECC1L: novas famílias e revisão crítica da nosologia das síndromes de Teebi, Opitz GBBB e Baraitser-Winter. Eur J Med Genet. 22 Nov 2018;

106. Garavelli L, Ivanovski I, Caraffi SG, Santodirocco D, Pollazzon M, Cordelli DM, et al. Neuroimaging findings in Mowat-Wilson syndrome: a study of 54 patients. Genet Med Off J Am Coll Med Genet. 2017;19(6):691-700.

107. Ivanovski I, Djuric O, Caraffi SG, Santodirocco D, Pollazzon M, Rosato S, et al. Phenotype and genotype of 87 patients with Mowat-Wilson syndrome and recommendations for care. Genet Med Off J Am Coll Med Genet. 2018;20(9):965-75.

108. El-Hattab AW, Shaheen R, Hertecant J, Galadari HI, Albaqawi BS, Nabil A, et al. Sobre o espetro fenotípico dos defeitos de biossíntese de serina. J Inherit Metab Dis. 2016;39(3):373-81.

109. Darouich S, Boujelbene N, Kehila M, Chanoufi MB, Reziga H, Gaigi S, et al. [Síndrome de Neu-Laxova: Três relatos de casos e uma revisão da literatura]. Ann Pathol. agosto de 2016;36(4):235-44.

110. Romaniello R, Arrigoni F, Fry AE, Bassi MT, Rees MI, Borgatti R, et al. Genes de tubulina e malformações do desenvolvimento cortical. Eur J Med Genet. Dez 2018;61(12):744-54.

111. Birrell G, Lampe A, Richmond S, Bruce SN, Gécz J, Lower K, et al. Borjeson-Forssman-Lehmann syndrome and multiple pituitary hormone deficiency. J Pediatr Endocrinol Metab JPEM. Dez 2003;16(9):1295-300.

112. Shanske A, Caride DG, Menasse-Palmer L, Bogdanow A, Marion RW. Central nervous system anomalies in Seckel syndrome: report of a new family and review of the literature. Am J Med Genet. May 16, 1997;70(2):155-8.

113. Faivre L, Le Merrer M, Lyonnet S, Plauchu H, Dagoneau N, Campos-Xavier AB, et al. Clinical and genetic heterogeneity of Seckel syndrome. Am J Med Genet. 1 Nov 2002;112(4):379-83.

114. Verloes A, Drunat S, Gressens P, Passemard S. Primary Autosomal Recessive Microcephalies and Seckel Syndrome Spectrum Disorders. Em: Adam MP, Ardinger HH, Pagon RA, Wallace SE, Bean LJ, Stephens K, et al., editores. GeneReviews®. Seattle (WA): Universidade de Washington, Seattle; 1993-2019.

115. Magoulas PL, El-Hattab AW. Síndrome de microdeleção do cromossoma 15q24. Orphanet J Rare Dis. 4 Jan 2012;7:2.

116. Verstappen G, van Grunsven LA, Michiels C, Van de Putte T, Souopgui J, Van Damme J, et al. Paciente atípico de Mowat-Wilson confirma a importância da nova associação entre ZFHX1B/SIP1 e o complexo corepressor NuRD. Hum Mol Genet. 15 de abril de 2008;17(8):1175-83.

117. Moldrich RX, Gobius I, Pollak T, Zhang J, Ren T, Brown L, et al. Molecular regulation of the developing commissural plate. J Comp Neurol. 15 Sep 2010;518(18):3645-61.

118. Douce JL. Alteração metabólica e défice sináptico na doença de Alzheimer: papel da PHGDH astrocítica.HAL open archives.dec 2015.

119. Grover VK, Valadez JG, Bowman AB, Cooper MK. Lipid modifications of Sonic hedgehog ligand dictate cellular reception and signal response. PloS One. 2011;6(7):e21353.

120. Moutard M-L, Kieffer V, Feingold J, Lewin F, Baron J-M, Adamsbaum C, et al. Agenesia isolada do corpo caloso: um acompanhamento de dez anos após o diagnóstico pré-natal (como estão as crianças sem corpo caloso aos 10 anos de idade?). Diagnóstico pré-natal. março de 2012;32(3):277-83.

Apêndices

APÊNDICES

APÊNDICE 1: Anatomia do corpo caloso

O corpo caloso é a principal comissura inter-hemisférica. Aparece como uma lâmina de substância branca transversal que pode ser vista no fundo da fissura inter-hemisférica, afastando as partes superiores dos dois hemisférios cerebrais.

Em corte sagital medial [Figura abaixo], apresenta-se em forma de C com uma concavidade inferior, que corresponde posteriormente ao bordo posterior do trígono cerebral (fórnix) e anteriormente ao septo pelúcido na linha mediana que separa os dois ventrículos laterais. A sua superfície superior convexa está alinhada com a foice do cérebro, que se insinua na cissura inter-hemisférica, e lateralmente com a porção supra-calosa da convolução intralímbica.

É constituído por fibras dispostas transversalmente e tem várias partes que vão da frente para trás e que ligam os córtices cerebrais: o rostro e o joelho unem os córtices frontais, o corpo une os córtices parietais e temporais e o istmo e o esplénio ligam os córtices occipitais.

A vascularização do CC depende do sistema carotídeo interno e do sistema vértebro-basilar.

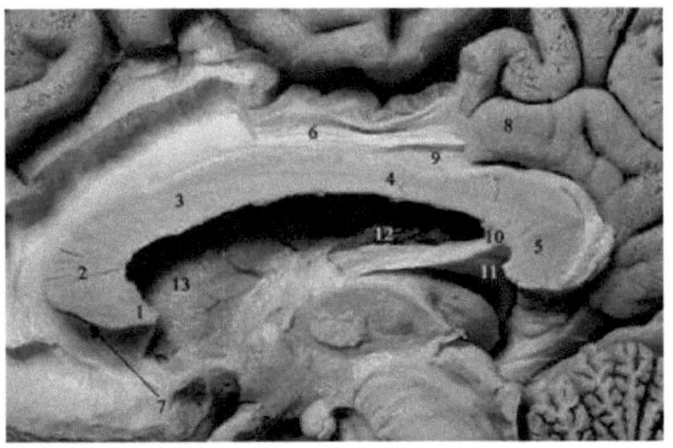

Secção sagital medial do CC
(*Fonte: Anatomia do cérebro humano, Beal J., 2009*)

1: rostro; 2: joelho; 3: corpo; 4: istmo; 5: esplénio; 6: fibras cinguladas; 7: área subcalosa; 8: cíngulo; 9: indusium griseum; 10: adesão caloso-forniceal; 11: crus fornicis; 12: plexo coroide; 13: cabeça do núcleo caudado e ventrículo lateral direito.

APÊNDICE 2: Formulário de recolha de dados clínicos

Agenesia do corpo caloso: Forma clínica

N.º do doente: P		**N.º da família: F**
Número do ficheiro :		
Identidade do doente e investigação familiar		
Nome completo :		
Sexo do doente :		
Idade	[ère]na 1 consulta:	
	na última consulta :	
Direção :		
Motivo da consulta :		
Origem geográfica	da mãe :	
	do pai :	
Estado de saúde dos pais :		
Consanguinidade :		☐ NÃO ☐ SIM
História familiar	anomalia do corpo caloso :	☐ NÃO ☐ SIM **Tipo :**
	outra deficiência neurológica :	☐ NÃO ☐ SIM **Tipo :**
Gravidez		
Idade da mãe aquando da conceção :		
Caraterísticas especiais da gravidez	**Conceção**	☐ Espontâneo ☐ PMA
	Morbilidades na gravidez :	☐ NÃO ☐ SIM **Tipo :**
	Tomar medicamentos ou substâncias tóxicas :	☐ NÃO ☐ SIM **Tipo :**
Acompanhamento da gravidez :		☐ NÃO ☐ SIM
Ecografia fetal do segundo trimestre :		☐ NÃO ☐ SIM **Médico especialista em ecografia fetal:** NÃO SIM
Sinais de ultrassom pré-natal:		☐ NÃO ☐ SIM **Tipo :** **Prazo :**

	Ressonância magnética fetal: NÃO SIM **Resultados da ressonância magnética fetal :**
Diagnóstico pré-natal :	☐ NÃO ☐ SIM **Técnico :** **Resultado:**
Nascimento	
Prazo	
Itinerário de entrega	
Biometria à nascença	**Peso = Altura = PC =**
História pessoal	
Anomalias do tónus :	☐ NÃO ☐ SIM **Tipo :**
Perturbações do comportamento alimentar :	☐ NÃO ☐ SIM
Atraso do motor :	☐ NÃO ☐ SIM
Atraso de linguagem :	☐ NÃO ☐ SIM
Deficiência intelectual :	☐ NÃO ☐ SIM **Grau :**
Epilepsia :	☐ NÃO ☐ SIM **Tipo :**
Problemas de comportamento :	☐ NÃO ☐ SIM **Tipo :**
Outras caraterísticas especiais:	
Dados clínicos	
Crescimento	**Altura (DS) = Peso (DS) = (DS)**
	Perímetro craniano (PS) = (em mm)
Dismorfia facial :	☐ NÃO ☐ **Detalhes** do SIM : **Indicativo de uma síndrome específica**: NÃO SIM
Anomalias das extremidades :	☐ NÃO ☐ SIM **Tipo :**
Outras anomalias do esqueleto:	☐ NÃO ☐ SIM **Tipo :**
Anomalias dermatoglíficas :	☐ NÃO ☐ SIM **Tipo :**
Anomalias da pele e dos apêndices :	☐ NÃO ☐ SIM **Tipo :**

Anomalias do OGE :		☐ NÃO ☐ SIM **Tipo :**
Anomalias no exame cardiorrespiratório		☐ NÃO ☐ SIM **Tipo :**
Anomalias digestivas		☐ NÃO ☐ SIM **Tipo :**
Anomalias oftalmológicas:		☐ NÃO ☐ SIM **Tipo :**
Surdez		☐ NÃO ☐ SIM
Exame neurológico	**Tonificação**	
	Reflexos	
	Equilíbrio	
Dados de ressonância magnética do cérebro		
Tipo de ACC :		☐ Total ☐ **Segmento de agenesia** parcial:
Sinais indirectos de EAC :		☐ Anomalias dos ventrículos laterais ☐ Anomalias do 3º ventrículo ☐ Tiras Probst ☐ Anomalias de circunvolução ☐ Anomalias de outras comissuras **Descrição :**
Outras malformações :		☐ Anomalias de migração ou de giro ☐ Anomalias da substância branca ☐ Quistos aracnóides ☐ Quistos inter-hemisféricos ☐ Anomalias da fossa posterior ☐ Anomalias oculares **Descrição :**
Outros inquéritos		
Ecografia cardíaca :		☐ NÃO ☐ SIM **Resultado :**
Imagiologia abdominal e pélvica:		☐ NÃO ☐ SIM **Resultado :**
Avaliação óssea :		☐ NÃO ☐ SIM **Resultado :**
Equilíbrio metabólico :		☐ NÃO ☐ SIM **Resultado :**
Outras investigações :		☐ NÃO ☐ SIM **Resultado :**
Estudo genético		
Cariótipo :		
Outras técnicas citogenéticas		

Biologia molecular :	
Orientações de diagnóstico	☐ NÃO ☐ SIM **Diagnóstico :**
PND gravidez subsequente :	☐ NÃO ☐ SIM

APÊNDICE 3: O desenvolvimento psicomotor dos bebés e das crianças.

O desenvolvimento psicomotor (DPM), ligado à maturação do sistema nervoso, diz respeito às aquisições motoras e cognitivas da criança e às suas capacidades de interação social. O processo de desenvolvimento específico da criança depende de factores genéticos e de factores que interagem com o ambiente. As principais etapas do DPM de uma criança estão resumidas no quadro seguinte.

Idade	**Aquisição motora e postural**	**Pega**	**Aquisição língua**	**Aquisição sensorial Sociabilidade**	**Limpeza**
2 meses	Levantar a cabeça e os ombros	Agarrar	Resposta de voz a pedido	Resposta com um sorriso	X
4 meses	Pendura de cabeça adquirida	Agarrar contacto	Vocalizar	Ri-se alto	X
6 meses	Senta-se com apoio	Passa um objeto de uma mão para a outra	Balbuciar	Permanência de o objeto	X
9 meses	- Senta-se sem apoio - Suportes com apoio	Alicate de pressão-índice	Repetir a sílaba	- Medo dos estrangeiros - Reage ao seu primeiro nome	X
12-18 mês	Andar sozinho	Empilhar 2 cubos	Combinar 2 palavras 7-10 palavras	- Compreende frases simples - Objectos apontadores	X
24 meses	Curto	Copiar uma linha	Primeiro frases	Lavar e secar as mãos	Limpeza diurno
3 anos	Subir as escadas alternadamente	Copiar um círculo, uma cruz	Conta uma pequena história	Autonomia para se despir	Limpeza noite

O atraso psicomotor é definido como a incapacidade de adquirir as normas de desenvolvimento nas idades programadas. Um atraso psicomotor pode ser global (afectando todos os tipos de aquisição), ou dizer respeito apenas a um deles. Em termos de aquisição postural, o atraso na aquisição é definido como a ausência de sentar-se até aos 9 meses e a ausência de marcha autónoma até aos 18 meses. O atraso na aquisição da linguagem é definido como a ausência de balbucio canónico aos 9 meses, a ausência de palavras aos 15 meses e a ausência de frases aos 3 anos.

APÊNDICE 4: Exemplo de resultados de pesquisa do Phenomizer

Phenomizer Diagnosis Report April 1. 2019

1 Patient data

Name, Firstname: P19

Date of birth:

Gender: Male ★ Female

2 Query

Query Terms:

- Delayed ossification of carpal bones (HP:0001216)
- Camptodactyly (HP:0012385)
- Myopia (HP:0000545)
- Intellectual disability (HP:0001249)
- Intrauterine growth retardation (HP:0001511)
- Joint laxity (HP:0001388)
- Hearing impairment (HP:0000365)
- Global developmental delay (HP:0001263)
- Partial agenesis of the corpus callosum (HP:0001338)
- Abnormal localization of kidney (HP:0100542)

Inheritance:	none
Similarity measure:	Resnik (not symmetric)

3 Results

p-Value	*Score*	*Disease entry*	*Known Genes*
0.0160	2.2809	#614815 JOUBERT SYNDROME 18; JBTS18 (OMIM:614815)	OFD1, C5ORF42, TCTN3, TMEM216, KIF7, PDE6D
0.1602	1.6438	15Q24 RECURRENT MICRODELETION SYNDROME (DECIPHER:66)	

Reference:
Köhler S, Schulz MH, Krawitz P, Bauer S, Dölken S, Ott CE, Mundlos C, Horn D, Mundlos S, Robinson PN Clinical Diagnostics in Human Genetics with Semantic Similarity Searches in Ontologies *The American Journal of Human Genetics 85*, pp. 457-464, Oktober 2009.

p-Value	*Score*	*Disease entry*	*Known Genes*
0.2624	2.2185	#120330 PAPILLORENAL SYNDROME; PAPRS;;RENAL-COLOBOMA SYNDROME;;OPTIC NERVE COLOBOMA WITH RENAL DISEASE;;COLOBOMA OF OPTIC NERVE WITH RENAL DISEASE;;OPTIC COLOBOMA, VESICOURETERAL REFLUX, AND RENAL ANOMALIES;;RENAL-COLOBOMA SYNDROME WITH MACULAR ABNORMALITIES;;CONGENITAL ANOMALIES OF THE KIDNEY AND URINARY TRACT WITH OCULAR ABNORMALITIES;;CAKUT WITH OCULAR ABNORMALITIES (OMIM:120330)	PAX2
0.2624	2.0460	#614851 SECKEL SYNDROME 7; SCKL7 (OMIM:614851)	NIN
0.2624	1.7505	#616081 PONTOCEREBELLAR HYPOPLASIA, TYPE 1C; PCH1C;;HYPOMYELINATION WITH SPINAL MUSCULAR ATROPHY AND CEREBELLAR HYPOPLASIA (OMIM:616081)	TSEN54, EXOSC3, VRK1, EXOSC8, RARS2
0.2624	1.6844	%217990 CORPUS CALLOSUM, AGENESIS OF;;ACC (OMIM:217990)	
0.2624	1.6265	#613162 SPASTIC PARAPLEGIA 45, AUTOSOMAL RECESSIVE; SPG45 (OMIM:613162)	NT5C2
0.2624	1.6036	#615282 CORTICAL DYSPLASIA, COMPLEX, WITH OTHER BRAIN MALFORMATIONS 2; CDCBM2 (OMIM:615282)	KIF5C
0.2624	1.4548	#615807 SECKEL SYNDROME 8; SCKL8 (OMIM:615807)	ATR, DNA2, CEP152, CENPE, CENPJ, PCNT, RBBP8, PLK4, ATRIP
0.2624	1.4040	#615411 CORTICAL DYSPLASIA, COMPLEX, WITH OTHER BRAIN MALFORMATIONS 3; CDCBM3 (OMIM:615411)	KIF2A

4 Further analysis

(Shown is a list of features that are special to the corresponding OMIM entry and not shared by another OMIM entry from the result list.)

OMIM entry	*Features*
#614815 JOUBERT SYNDROME 18; JBTS18 (OMIM:614815)	

Reference:
Köhler S, Schulz MH, Krawitz P, Bauer S, Dölken S, Ott CE, Mundlos C, Horn D, Mundlos S, Robinson PN
Clinical Diagnostics in Human Genetics with Semantic Similarity Searches in Ontologies
The American Journal of Human Genetics 85, pp. 457-464, Oktober 2009.

OMIM entry	*Features*
15Q24 RECURRENT MICRODELETION SYNDROME (DECIPHER:66)	
#120330 PAPILLORENAL SYNDROME; PAPRS;;RENAL-COLOBOMA SYNDROME;;OPTIC NERVE COLOBOMA WITH RENAL DISEASE;;COLOBOMA OF OPTIC NERVE WITH RENAL DISEASE;;OPTIC COLOBOMA, VESICOURETERAL REFLUX, AND RENAL ANOMALIES;;RENAL-COLOBOMA SYNDROME WITH MACULAR ABNORMALITIES;;CONGENITAL ANOMALIES OF THE KIDNEY AND URINARY TRACT WITH OCULAR ABNORMALITIES;;CAKUT WITH OCULAR ABNORMALITIES (OMIM:120330)	
#614851 SECKEL SYNDROME 7; SCKL7 (OMIM:614851)	
#616081 PONTOCEREBELLAR HYPOPLASIA, TYPE 1C; PCH1C;;HYPOMYELINATION WITH SPINAL MUSCULAR ATROPHY AND CEREBELLAR HYPOPLASIA (OMIM:616081)	
%217990 CORPUS CALLOSUM, AGENESIS OF;;ACC (OMIM:217990)	
#613162 SPASTIC PARAPLEGIA 45, AUTOSOMAL RECESSIVE; SPG45 (OMIM:613162)	
#615282 CORTICAL DYSPLASIA, COMPLEX, WITH OTHER BRAIN MALFORMATIONS 2; CDCBM2 (OMIM:615282)	
#615807 SECKEL SYNDROME 8; SCKL8 (OMIM:615807)	
#615411 CORTICAL DYSPLASIA, COMPLEX, WITH OTHER BRAIN MALFORMATIONS 3; CDCBM3 (OMIM:615411)	**Abnormality of the nervous system:** - Pachygyria (HP:0001302) - Lissencephaly (HP:0001339)

Reference:
Köhler S, Schulz MH, Krawitz P, Bauer S, Dölken S, Ott CE, Mundlos C, Horn D, Mundlos S, Robinson PN
Clinical Diagnostics in Human Genetics with Semantic Similarity Searches in Ontologies
The American Journal of Human Genetics 85, pp. 457-464, Oktober 2009.

APÊNDICE 5: Formulário de consentimento para os representantes legais dos doentes

REPÚBLICA DA TUNÍSIA
MINISTÉRIO DA SAÚDE
CONTROLO DE DOENÇAS
CONGÉNITAS E HEREDITÁRIAS
Chefe de Departamento: Pr M'RAD Ridha

Formulário de consentimento para um estudo genético

Eu, abaixo assinado :
Apelido: Nome próprio: nascido em :

Atuar como pai/mãe/representante legal do doente :
Apelido: Nome próprio: nascido em :

Certifico que fui plenamente informado pelo Doutor :
Apelido: Nome próprio :

Endereço:

1- Os motivos e as condições do estudo genético relativo a mim/ao meu filho menor
2- A ajuda que os testes genéticos podem dar no diagnóstico da doença e, se for caso disso, na sua prevenção ou no tratamento das suas complicações
3- O carácter estritamente confidencial dos resultados obtidos
4- Que o meu médico assistente poderá informar-me dos resultados e de qualquer informação confidencial relativa a mim/ao meu filho menor
5- Que estes estudos sejam efectuados por um laboratório especializado e acreditado
6- Que podia pedir que o estudo fosse interrompido em qualquer altura e que as amostras me fossem devolvidas.

- **Autoriza a cobrança de um débito direto de** :
  - Eu próprio
  - O meu filho

Com o objetivo de investigar a origem do problema médico para o qual fui encaminhado para este médico, através do estudo do ADN por meio de técnicas de biologia molecular ou de citogenética molecular e/ou do exame dos cromossomas.

- **Aceita que as amostras colhidas possam ser utilizadas para esses** exames

- **Aceito a recolha, o tratamento e o registo dos dados contidos no processo médico necessário para estes estudos.**

Assinado em Túnis, em
Assinatura da pessoa em causa
Nome e assinatura do médico que prescreve o medicamento

Assinatura dos pais/tutor legal

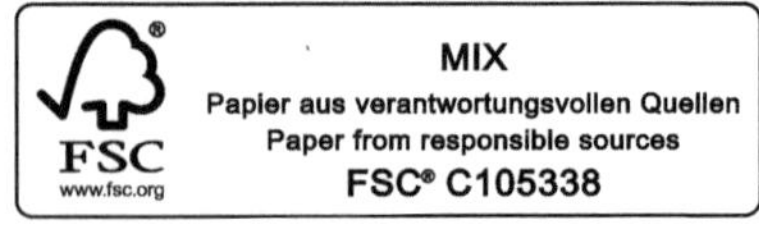

Printed by Books on Demand GmbH, Norderstedt / Germany